Angst vor Blut und Spritzen

Ratgeber zur Reihe Fortschritte der Psychotherapie
Band 29

Angst vor Blut und Spritzen

von Prof. Dr. Anne Schienle und Mag. Mag. Dr. Verena Leutgeb

Angst vor Blut und Spritzen

Ein Ratgeber für Betroffene und Angehörige

von Anne Schienle
und Verena Leutgeb

HOGREFE
GÖTTINGEN · BERN · WIEN · PARIS · OXFORD · PRAG
TORONTO · BOSTON · AMSTERDAM · KOPENHAGEN
STOCKHOLM · FLORENZ · HELSINKI

Prof. Dr. Anne Schienle, geb. 1967. Seit 2006 Professur für Klinische Psychologie an der Universität Graz und Leitung der psychotherapeutischen Lehr- und Forschungsambulanz.

Mag. Mag. Dr. Verena Leutgeb, geb. 1980. Seit 2007 Wissenschaftliche Mitarbeiterin am Institut für Psychologie der Universität Graz, Arbeitsbereich Klinische Psychologie.

Bibliografische Information der Deutschen Nationalbibliothek
Die Deutsche Nationalbibliothek verzeichnet diese Publikation in der Deutschen Nationalbibliografie; detaillierte bibliografische Daten sind im Internet über http://dnb.dnb.de abrufbar.

Göttingen · Bern · Wien · Paris · Oxford · Prag · Toronto · Boston
Amsterdam · Kopenhagen · Stockholm · Florenz · Helsinki
Merkelstraße 3, 37085 Göttingen

http://www.hogrefe.de
Aktuelle Informationen · Weitere Titel zum Thema · Ergänzende Materialien

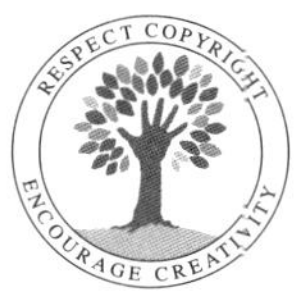

Umschlagabbildung: © J.D. Schienle
Satz: ARThür Grafik-Design & Kunst, Weimar
Gesamtherstellung: Druckhaus Göttingen, Göttingen
Printed in Germany
Auf säurefreiem Papier gedruckt

ISBN 978-3-8017-2596-9

Inhalt

Vorwort

Dieser Ratgeber wendet sich an Menschen, die von einer Blut-Spritzen-Verletzungsphobie betroffen sind. Diese Phobie ist durch extreme Furcht vor Blutabnahmen, Verletzungen, Nadeln und Impfungen gekennzeichnet. Im weiteren Sinne versteht man darunter auch übermäßige Befürchtungen vor medizinischen Behandlungen allgemein, sowie die Angst vor dem Besuch eines Krankenhauses.

Ängste, die sich auf Blut, Spritzen und Verletzungen beziehen, gelten dann als Krankheit und sollten behandelt werden, wenn man unter ihnen leidet und sich im Alltag stark beeinträchtigt fühlt. Dies ist etwa der Fall, wenn notwendige medizinische Untersuchungen aufgrund der Angst – insbesondere der Angst vor einer Ohnmacht – nicht mehr durchgeführt werden können, was negative Folgen für die eigene Gesundheit haben kann.

In diesem Ratgeber beschreiben wir zunächst Kennzeichnen und Entstehungsfaktoren der Blut-Spritzen-Verletzungsphobie sowie spezifische Kriterien, an denen Sie erkennen können, ob Sie davon betroffen sind. Im Anschluss zeigen wir Ihnen Möglichkeiten auf, was Sie selbst gegen eine Blut-Spritzen-Verletzungsphobie unternehmen und welche Hilfestellungen Sie von Experten zur Bewältigung der Phobie erhalten können.

Graz, Dezember 2013 *Anne Schienle* und *Verena Leutgeb*

1 Was ist eine Blut-Spritzen-Verletzungsphobie?

1.1 Wie äußert sich diese?

Viele Menschen fühlen sich bei dem Gedanken unwohl, zur Blutabnahme zu gehen oder eine Wunde verarzten zu müssen. Bei Personen, die unter einer Blut-Spritzen-Verletzungsphobie leiden, lösen solche Vorstellungen nicht nur Unwohlsein, sondern massive Angst aus, so dass derartige Situationen entweder ganz gemieden werden oder nur mit größter Anspannung „durchzustehen" sind. Wenn aber medizinisch notwendige Behandlungen wie Impfungen oder Blutuntersuchungen aufgeschoben oder nicht durchgeführt werden, kann dieses Vermeidungsverhalten negative gesundheitliche Folgen nach sich ziehen. Außerdem führt die Angst zu Einschränkungen im täglichen Leben der Patienten. Sie meiden beispielsweise auch Betätigungen mit nur geringem Verletzungsrisiko, weil eine Ersthilfe bei sich selbst und anderen nicht möglich wäre. Selbst bloße Schilderungen von medizinischen Eingriffen, ohne diese selbst zu sehen, sind für Betroffene oft unerträglich.

Viele Menschen, die unter einer Blut-Spritzen-Verletzungsphobie leiden, fürchten sich davor, in den betreffenden Situationen in Ohnmacht zu fallen und sich dabei zu verletzen. Andere schämen sich für ihre Ohnmacht, weil sie dadurch den Behandlungsablauf stören und den Unmut des medizinischen Personals auf sich ziehen könnten. Wieder andere ängstigen sich vor allem vor Impfungen und den möglicherweise daraus resultierenden Schmerzen. Diese Personen werden meist nicht ohnmächtig, sondern zeigen ein ganz anderes körperliches Reaktionsmuster mit Beschleunigung des Herzschlages bis hin zu Herzrasen, Erhöhung des Blutdrucks, Anspannung und Zittern. Je nachdem, ob eine Ohnmachtsneigung vorliegt oder nicht, gibt es unterschiedliche Behandlungsansätze, die wir in diesem Ratgeber beschreiben werden. Zudem zeigen wir Ihnen auf, was Sie selbst unternehmen können, um Ihre Blut-Spritzen-Verletzungsphobie zu bewältigen.

Merke: Wovor fürchten sich Menschen mit einer Blut-Spritzen-Verletzungsphobie?

Sie fürchten sich vor Blut (insbesondere vor Blutabnahmen), Spritzen (u. a. Impfungen), und/oder Verletzungen. Außerdem meiden sie medizinische Untersuchungen (z. B. Zahnbehandlungen) und auch Krankenhäuser (z. B. Krankenbesuche). Selbst Erzählungen über die oben genannten Situationen (z. B. jemand berichtet von seiner Operation) lösen Ängste aus. Die Befürchtungen der Betroffenen reichen vom Erleiden einer Ohnmacht über die Angst sich zu verletzen bis hin zur Angst vor Schmerzen bzw. Behandlungsfehlern.

1.2 Warum spielt Ohnmacht eine zentrale Rolle?

Ungefähr 75 Prozent der von einer Blut-Spritzen-Verletzungsphobie betroffenen Menschen haben in der gefürchteten Situation schon einmal einen Ohnmachtsanfall erlebt. Dieser trat im Rahmen einer medizinischen Untersuchung bzw. Behandlung (Blutabnahme, Impfung), bei einer Verletzung (auch schon bei kleinen Schnittwunden), bei einem Schmerzerlebniss, wie z. B. dem Stoßen des Knies oder des Ellenbogens, oder auch bei der bloßen Schilderung eines medizinischen Eingriffs (z. B. einer Operation) auf.

Was passiert nun aber in Ihrem Körper, wenn Sie sich in den oben beschriebenen Situationen befinden? Zunächst beginnt das Herz schneller zu schlagen und der Blutdruck erhöht sich – Ihr Körper wird aktiviert. Er macht sich für eine mögliche Flucht bereit, was ein ganz typisches Muster eines Angstzustandes darstellt. Nach dieser kurzen Aktivierungsphase beginnt der Blutdruck allmählich zu sinken. Die Blutgefäße weiten sich und das Blut „versackt“ in den Beinen. Mediziner bezeichnen diesen Vorgang als vasovagale Synkope[1]. Fällt der Blutdruck unter einen bestimmten Grenzwert, kann das Blut nicht mehr ausreichend Sauerstoff zum Gehirn transportieren. Als

[1] Siehe Erklärung der Fachbegriffe im Anhang auf Seite 44.

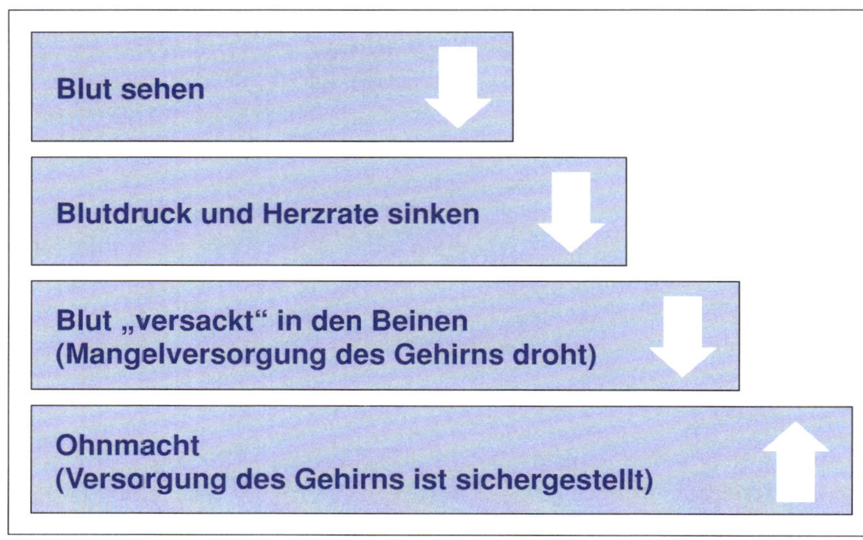

Abbildung 1: Was passiert im Körper eines Blut-Spritzen-Verletzungsphobikers?

Selbstschutzmechanismus erfolgt deshalb die Ohnmacht. Der Körper bringt sich in eine waagerechte Position, was die Blutzufuhr zum Gehirn erleichtert. Ein entsprechendes Stufenmodell ist in Abbildung 1 dargestellt.

Zur Veranschaulichung der Vorgänge, die bei einer Ohnmacht relevant sind, kann man sich eine nicht ganz mit Flüssigkeit gefüllte, stehende Flasche vorstellen. Die Flüssigkeit reicht nicht bis nach oben zum Flaschen*kopf*. Nur wenn die Flasche in eine waagrechte Position gebracht wird, gelangt die Flüssigkeit wieder in den Hals- und Kopfbereich (vgl. Abbildung 2). Beim Menschen wird durch die waagrechte Lage das Gehirn sehr rasch wieder ausreichend mit Sauerstoff versorgt. Daher kehrt das Bewusstsein in der Regel innerhalb weniger Sekunden (maximal innerhalb weniger Minuten) zurück. Allerdings fühlen sich die Betroffenen häufig nach Wiedererlangen des Bewusstseins noch für eine längere Zeit benommen und sind erschöpft.

Obwohl eine Ohnmacht für Betroffene und auch Beobachter manchmal dramatisch wirkt, sind die mit ihr verbundenen körperlichen Vorgänge nicht schädlich und haben keine negativen Konsequenzen für die Gesundheit, abgesehen von dem Verletzungsrisiko beim Fallen. Die Ohnmacht ist ein durchaus sinnvolles Notfallprogramm unseres Körpers.

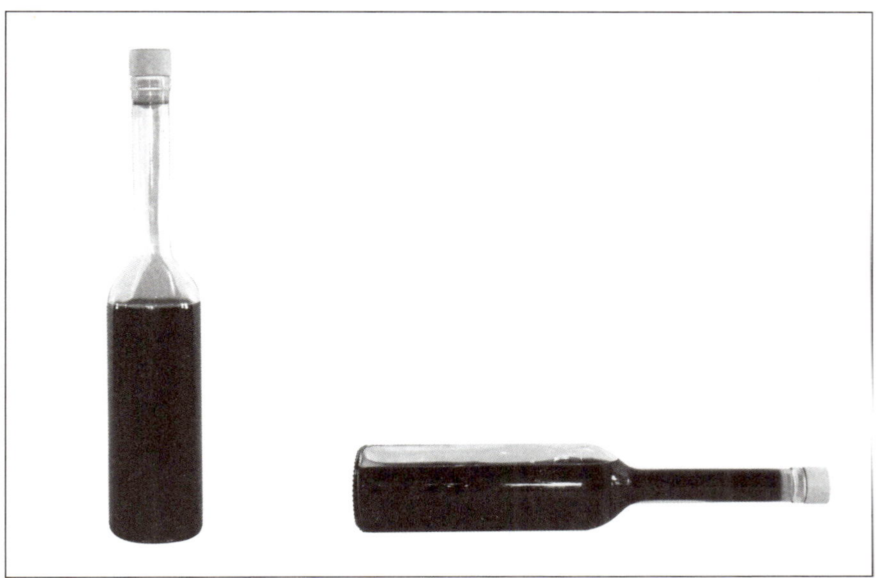

Abbildung 2: Selbstschutzmechanismus Ohnmacht: Durch den Wechsel von einer stehenden zu einer liegenden Position gelangt die Flüssigkeit schnell wieder zum Kopf der Flasche.

Merke: Warum kommt es zur Ohnmacht?

Die Ohnmacht ist ein Selbstschutzmechanismus des Körpers, wodurch dieser in eine waagrechte Position gebracht wird. Dies erleichtert die Blutzufuhr zum Gehirn und stellt dessen Versorgung mit Sauerstoff sicher. Somit ist die Ohnmacht im Rahmen der Blut-Spritzen-Verletzungsphobie ein sinnvolles Notfallprogramm des Körpers. Die Ohnmacht ist (bis auf das Verletzungsrisiko beim Fallen) gesundheitlich unbedenklich!

Bei der Ohnmacht unterscheidet man zwischen den der Ohnmacht vorausgehenden körperlichen „Vorboten“ und dem tatsächlichen Bewusstseinsverlust (der eigentlichen Ohnmacht). Die Vorboten sind individuell verschieden und können unterschiedlich lang dauern (siehe Kasten). Für eine erfolgreiche Therapie ist die Kenntnis der eigenen Ohnmachtsvorboten zentral. Erste

Anzeichen müssen nicht zwangsläufig zu einem Bewusstseinsverlust führen. Sie können die Ohnmacht abwenden, indem Sie bestimmte Kreislauf aktivierende Techniken und Stress reduzierende Übungen anwenden. Wir stellen diese Techniken später vor.

Typische körperliche Vorboten der Ohnmacht

- Schwindel, Benommenheit
- Blässe
- Wärmegefühl und Schwitzen, oft auch kalte schwitzende Hände
- Schwäche, Abnahme der Muskelspannung, „weiche Knie"
- Kribbeln, Missempfindungen auf der Haut
- Übelkeit, ein „komisches Gefühl im Bauch"
- verschwommenes Sehen, eingeschränktes Sichtfeld, es wird einem „schwarz vor den Augen"
- Ohrgeräusche, Geräusche werden als leiser und weiter entfernt wahrgenommen

Wenn Betroffene mit Blut und Verletzungen konfrontiert werden, dann kommt es zu einem Prozess, der sich am besten mit dem Begriff der „Ohnmachtsspirale" beschreiben lässt: Dabei verstärken sich negative Gedanken, die man in der entsprechenden Situation hat und körperliche Probleme wechselseitig; eine Abwärtsspirale hin zur Ohnmacht wird in Gang gesetzt (vgl. Abbildung 3).

Sehr häufig beziehen sich die Befürchtungen der Betroffenen („Was ist das Schlimmste, das jetzt passieren könnte?") auf das Eintreten der Ohnmacht selbst. In der kritischen Situation (z. B. einer Blutabnahme) richten sie daher alle Aufmerksamkeit auf diese Annahme. Die mit der Angst einhergehenden Körpersymptome (z. B. Herzklopfen, Zittern, Schwitzen, Schwindel) werden als bedrohlich wahrgenommen und verstärken das Gefühl, sich tatsächlich in einer gefährlichen Lage zu befinden. Es kommt zu Selbstgesprächen, die negativ getönt sind („Gleich werde ich wieder ohnmächtig werden!"). Durch diese beunruhigenden Gedanken verstärken sich aber wiederum die Körpersymptome, was schlussendlich meist tatsächlich zur Ohnmacht führt.

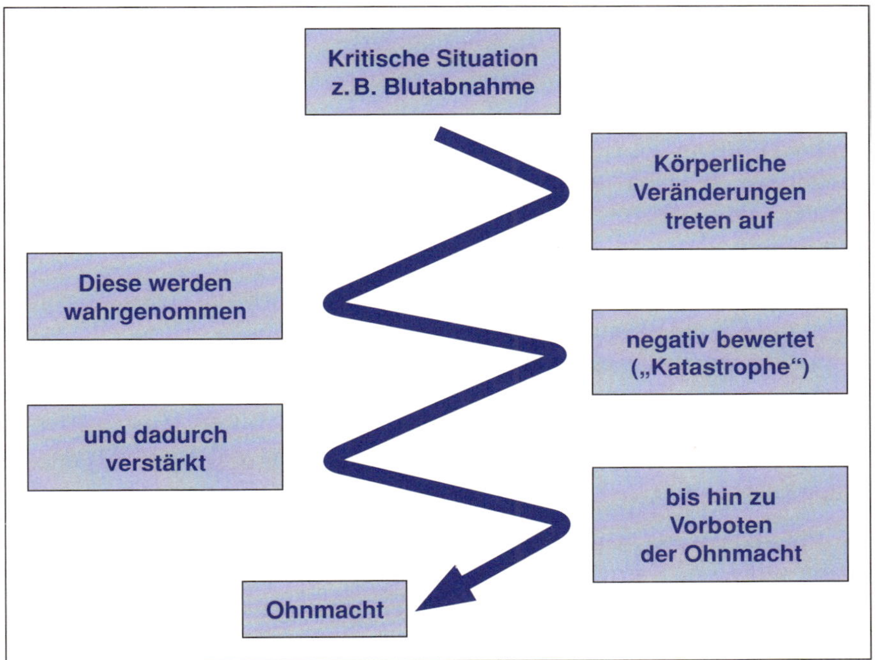

Abbildung 3: Die „Ohnmachtsspirale“.

Es gibt Hinweise dafür, dass bei manchen Betroffenen in Angstsituationen eine beschleunigte und flache Atmung („Hyperventilation“[2]) zum Auftreten der Ohnmacht beiträgt bzw. die Symptome verstärkt. Bei dieser Form der Atmung wird mehr Kohlendioxid (CO_2) abgeatmet als im Stoffwechsel entsteht, so dass die CO_2-Konzentration im Blut sinkt. Das Säure-Base-Gleichgewicht des Blutes wird gestört, und der pH-Wert verschiebt sich zur alkalischen Seite, woraus Symptome wie Schwindel, Angst, Übelkeit, Kribbeln, Krämpfe in den Gliedmaßen sowie Bewusstlosigkeit resultieren können.

Blut-Spritzen-Verletzungsphobiker neigen häufig auch zu einer lagebedingten Ohnmacht, einer sogenannten orthostatischen Intoleranz[3]. Diese

[2] Siehe Erklärung der Fachbegriffe im Anhang auf Seite 44.

[3] Siehe Erklärung der Fachbegriffe im Anhang auf Seite 44.

hat gar nichts mit den eigentlich gefürchteten Situationen zu tun. Bei langem Stehen oder Sitzen kann es dazu kommen, dass sich das Blut in der unteren Körperhälfte sammelt. Es droht eine Sauerstoff-Mangelversorgung des Gehirns, die von Vorboten einer Ohnmacht begleitet wird (vgl. auch Abbildung 2). Betroffene berichten Benommenheits- oder Schwächegefühle, Nacken- und Schulterschmerzen, und es kann zu Atembeschwerden mit dem Gefühl von stark spürbarem Herzschlag und Übelkeit kommen.

In einer wissenschaftlichen Studie wurden Blut-Spritzen-Verletzungsphobiker und gesunde Kontrollpersonen auf ein sogenanntes „Kippbett“ gelegt und fast senkrecht aufgerichtet. Dadurch „versackt“ das Blut in den Beinen, wenn man eine entsprechende Neigung dazu aufweist. Dies war bei 82 % der Blutphobiker der Fall, die eine Ohnmacht bzw. deren Vorboten erlebten, während dies nur bei 9 % der Personen aus der gesunden Vergleichsgruppe geschah.

Es gibt auch Menschen, die, wie bereits eingangs erwähnt, bei Konfrontation mit Blut, Spritzen oder Verletzungen nicht in Ohnmacht fallen. Sehr häufig handelt es sich dabei um Personen, die starke Angst vor Nadeln oder Untersuchungen beim Zahnarzt haben. Zentrale Befürchtungen richten sich hier vor allem auf die Schmerzen, die durch die Behandlung verursacht werden könnten oder auf die Erwartung, dass sie nicht ausreichend Einfluss auf die Vorgänge während der Behandlung nehmen können. Diese Gruppe von Betroffenen beschreibt daher häufig ein Gefühl des Kontrollverlustes und des Ausgeliefertseins. Die Befürchtungen können auch noch konkreter sein: So berichten manche Nadelphobiker, sich davor zu fürchten, dass bei einer Impfung Luft in die Vene injiziert werden könnte. Zahnbehandlungsphobiker ängstigen sich davor, dass der Arzt beim Bohren abrutschen und dadurch das Zahnfleisch oder die Zunge verletzen könnte. Es hat sich wiederholt herausgestellt, dass diese Patienten keine Ohnmacht zeigen, sondern im Gegenteil, eine Aktivierungsreaktion mit starkem Zittern, Schwitzen, Herzrasen und Atemnot. Wir gehen bei der Beschreibung der Behandlungsmöglichkeiten der Blut-Spritzen-Verletzungsphobie später genauer darauf ein und erklären, welche unterschiedlichen Therapieansätze für Patienten mit und ohne Ohnmachtsneigung sinnvoll sind.

1.3 Wie verbreitet ist diese Phobie und welche Gefühle kennzeichnen sie?

In der allgemeinen Bevölkerung leiden ca. 3 bis 4 Prozent der Menschen unter extremen Ängsten vor Blut, Spritzen und/oder Verletzungen. Frauen sind etwas häufiger betroffen als Männer. Neben der Angst sind auch Gefühle von Ekel für die Blut-Spritzen-Verletzungsphobie bedeutsam. So berichten viele Betroffene in unserer Forschungsambulanz, dass Ekel- und Angsterleben gleich stark ausgeprägt sind, wenn sie ihren individuellen gefürchteten Situationen ausgesetzt sind. Eine erhöhte allgemeine Ekelempfindlichkeit, also die Neigung, sich schnell vor verschiedenen Dingen zu ekeln, scheint das Risiko, an einer Blut-Spritzen-Verletzungsphobie zu erkranken, zu erhöhen. In diesem Zusammenhang wird das „Krankheitsvermeidungsmodell" relevant, das besagt, dass man sich vor solchen Dingen ekelt, die Krankheitsüberträger sein könnten. Dazu zählen unter anderem Körperflüssigkeiten wie Blut. Interessanterweise geht das Erleben von Ekel im Vergleich zur Angst eher mit einer Abnahme der Herzrate und des Blutdrucks einher, also mit solchen Prozessen, die auch bei der Ohnmachtsreaktion der Blut-Spritzen-Verletzungsphobie beobachtet werden.

1.4 Leide ich an einer Blut-Spritzen-Verletzungsphobie?

Wenn Sie die folgenden Fragen mehrheitlich mit „ja" beantworten, dann ist es sehr wahrscheinlich, dass Sie an einer Blut-Spritzen-Verletzungsphobie leiden:

- Empfinden Sie starke Angst/starken Ekel vor Blut, Spritzen (Blutabnahmen, Impfungen), Verletzungen, medizinischen Behandlungen verschiedener Art und/oder Krankenhausbesuchen?
- Bestanden diese Ängste schon in ihrer Kindheit bzw. Jugend?
- Empfinden Sie in der entsprechenden Situation starke körperliche Symptome (z. B. Zittern, Schwitzen, Herzklopfen, Schwindel)?
- Haben Sie konkrete Befürchtungen, dass in der Situation etwas Schlimmes passieren könnte?

– Sind Sie in einer entsprechenden Situation schon einmal ohnmächtig bzw. fast ohnmächtig geworden?
– Vermeiden Sie aufgrund Ihrer Angst verschiedene Situationen, z. B. Blutabnahmen, Impfungen, Krankenhausbesuche oder medizinische Untersuchungen?
– Leiden Sie unter Ihren Ängsten?
– Fühlen Sie sich durch Ihre Ängste im Alltag stark eingeschränkt?

Um festzustellen, ob Sie an einer Blut-Spritzen-Verletzungsphobie leiden, können Sie auch das Arbeitsblatt 1 im Anhang (vgl. Seite 49) ausfüllen. Es enthält den „Fragebogen zur Blut-Spritzen-Verletzungsphobie" sowie Hinweise zur Auswertung des Fragebogens. Eine Anleitung zur Erforschung der eigenen Symptomatik finden Sie im Arbeitsblatt 2 (vgl. Anhang, Seite 51). Ihre Ohnmachtssymptomatik können Sie außerdem noch detaillierter mit Hilfe des Arbeitsblattes 3 (vgl. Anhang, Seite 52) erfassen.

In der Regel ist die Abgrenzung der Blut-Spritzen-Verletzungsphobie von anderen Problemen und Erkrankungen nicht schwierig. Vorboten einer vermeintlichen Ohnmacht (u. a. Übelkeit, Schwindel, Bedürfnis sich hinzulegen) sind zwar auch bei anderen psychischen Störungen zu finden, für Personen mit einer Blut-Spritzen-Verletzungsphobie steht jedoch die Angst vor einer Ohnmacht in solchen Situationen im Mittelpunkt, die etwas mit Blut, Verletzungen und medizinischen Eingriffen zu tun haben.

Zu einem kurzzeitigen Verlust des Bewusstseins kann es auch im Rahmen anderer Angststörungen kommen, wie zum Beispiel bei der Panikstörung. Bei Panikattacken erleben Patienten intensive Angst, die ohne konkreten Grund, also „wie aus heiterem Himmel" auftritt. Es kommt in der Folge meist zu einem veränderten Atemmuster (Hyperventilation), die zu einer Ohnmacht führen kann.

Die Vermeidung medizinischer Diagnostik und Behandlung kann auch vorwiegend durch soziale Ängste (z. B. Angst vor dem Arzt als Autoritätsperson, Schamempfinden bezüglich bestimmter Untersuchungen) begründet sein. In diesem Fall könnte anstelle der Blut-Spritzen-Verletzungsphobie eine Soziale Phobie vorliegen.

Körperliche Missempfindungen und Angst in medizinischem Kontext treten auch im Rahmen einer Hypochondrie auf. Für hypochondrische Patienten steht aber die Angst, an einer schweren Krankheit zu leiden, im Vordergrund.

Allgemein ist noch wichtig, dass es sich bei der Blut-Spritzen-Verletzungsphobie um eine chronische Erkrankung handelt, die in der Regel im Kindesalter beginnt und ohne entsprechende Behandlung im Erwachsenenalter weiter bestehen bleibt. Außerdem weisen Menschen mit Blut-Spritzen-Verletzungsphobie im Vergleich zur Durchschnittsbevölkerung ein erhöhtes Risiko auf, an einer weiteren Angststörung oder an einer Depression zu erkranken. Eine Therapie ist deshalb empfehlenswert.

Es gibt auch körperliche Erkrankungen, die ähnliche Symptome wie bei einer Blut-Spritzen-Verletzungsphobie hervorrufen. Deshalb kann es sinnvoll sein, sich einer körperlichen Untersuchung beim Hausarzt oder Facharzt zu unterziehen. Im Rahmen folgender Erkrankungen kann es ebenfalls zu Ohnmachtsanfällen kommen, die aber nichts mit einer Blut-Spritzen-Verletzungsphobie zu tun haben: chronische Kreislaufleiden bzw. Herzerkrankungen, Kopfverletzungen, Epilepsie, Diabetes oder Erkrankungen des Innenohrs.

Außerdem kann es bei Patienten, die unter chronischen Erkrankungen leiden, dazu kommen, dass sie eine tiefe Abneigung gegenüber bzw. große Angst vor bestimmten medizinischen Untersuchungen oder Behandlungen entwickeln. Beispiele wären ein Diabetiker, der Probleme damit bekommt, sich täglich Insulin zu spritzen oder ein Krebspatient, der eine Chemotherapie durchlaufen musste und in der Folge einen Widerwillen gegen Infusionen entwickelt.

Wenn jedoch bei Ihnen (1) keine körperliche Grunderkrankung vorliegt, die eine Ohnmacht besser erklären kann, (2) Sie bei einer Ohnmacht nicht blau, sondern blass im Gesicht werden, (3) Sie die Ohnmachtssymptome seit Ihrer Kindheit kennen und (4) sich diese auf medizinische Behandlungen beschränken bzw. Sie darüber hinaus nur zu einer weiteren lagebedingten Ohnmacht (orthostatischen Intoleranz) neigen, können Sie einer groß angelegten wissenschaftlichen Studie zufolge mit 90-prozentiger Sicherheit davon ausgehen, dass Sie ein Blut-Spritzen-Verletzungsphobiker sind.

2 Wie entsteht eine Blut-Spritzen-Verletzungs-phobie und was erhält sie aufrecht?

Leider suchen Menschen, die von einer Blut-Spritzen-Verletzungsphobie betroffen sind, sehr häufig aus Scham oder Angst vor Zurückweisung keine Hilfe. Dabei sind Befürchtungen vor derartigen Situationen in der Bevölkerung weit verbreitet und selbst schwerwiegende Ängste (Phobien) und die daraus folgende Vermeidung notwendiger medizinischer Untersuchungen bzw. Behandlungen sind keine Seltenheit!

2.1 Wie entwickelt sich eine Blut-Spritzen-Verletzungsphobie?

Die Blut-Spritzen-Verletzungsphobie beginnt früh, in der Regel schon in der Kindheit rund um das zehnte Lebensjahr. Sehr häufig sind negative Erfahrungen die Ursache der Ängste, etwa schon eine einmalige Ohnmacht bei einer Blutabnahme oder ein äußerst unangenehmer Zahnarztbesuch. Darüber hinaus bestehen familiäre Häufungen der Angst vor Blut, Spritzen und Verletzungen bzw. der Ohnmachtsneigung. Dies spricht einerseits für eine genetische Komponente dieser Phobie. Genetische Einflüsse haben sich dabei als dynamisch, d. h. als vom Lebensalter abhängig, herausgestellt. Im Alter von 8 bis 9 Jahren scheinen genetische Risikofaktoren für die Ausprägung blutbezogener Ängste eine zentrale Rolle zu spielen. Ihre Bedeutung nimmt dann bis zum frühen Erwachsenenalter (19 bis 20 Jahre) hin kontinuierlich ab. In der Jugend tauchen neue genetische Risikofaktoren auf, die sich wiederum über die Zeit hinweg verändern. Solche Befunde sprechen dafür, bereits in der Kindheit damit zu beginnen, etwas gegen die Phobie zu tun.

Andererseits weist die familiäre Häufung blutbezogener Ängste darauf hin, wie bedeutsam die Weitergabe von Einstellungen zu diesem Thema und die Vorbildfunktion der Eltern sind. Die Kinder übernehmen zum Teil deren Vorbehalte und Ängste bezüglich medizinischer Untersuchungen.

Schließlich handelt es sich bei Befürchtungen bezüglich Blut und Verletzungen um sogenannte entwicklungsgebundene Ängste, die bei Kindern im

Alter zwischen 5 und 7 Jahren häufig auftreten. Andere Beispiele für entwicklungsgebundene Ängste sind die vor dem Alleinsein (Trennungsangst) oder vor der Dunkelheit. Solche kindlichen Ängste sind ganz normal und verschwinden in der Regel von selbst, wenn die Entwicklungsphase abgeschlossen ist. Werden solche alterstypischen Ängste jedoch nicht überwunden bzw. verlernt, können sie als Phobien bestehen bleiben. Daher ist es wichtig, Kindern in Situationen medizinischer Diagnostik und Behandlung bzw. bei Verletzungen, Erfolgserlebnisse zu ermöglichen, d.h. ihnen das Gefühl zu geben, dass sie die Situation gemeistert haben. Auf jeden Fall ist es aber ungünstig, solche Situationen generell zu vermeiden, denn dies verhindert Lernerfahrungen.

2.2 Welche Rolle spielen Angst und Ekel?

Bei den sogenannten Spezifischen Phobien[4], zu denen auch die Blut-Spritzen-Verletzungsphobie gezählt wird, kommt es zu Angstreaktionen in verschiedenen Situationen (z.B. Kontakt mit Spinnen, großen Höhen, mit dem Flugzeug fliegen, Zahnarztbesuche), die in der Regel von Betroffenen als zumindest übertrieben oder sogar unangemessen erkannt werden. Angststörungen sind die häufigsten psychischen Störungen in der allgemeinen Bevölkerung, ca. 25 Prozent der Menschen leiden zumindest einmal in ihrem Leben daran. Leider suchen Betroffene meist erst spät oder auch gar nicht Hilfe und ihre Angststörung verläuft chronisch. Zum Glück stehen jedoch wirkungsvolle psychotherapeutische Verfahren zu deren Behandlung zur Verfügung. Wir raten auf jeden Fall dazu, sich bei derartigen Problemen professionelle Hilfe zu suchen.

Gefühle der Angst und begleitende Körperempfindungen sind biologisch sinnvolle Schutzreaktionen, die Menschen davor bewahren sollen, sich leichtfertig in Gefahr zu begeben. Die mit der Angst einhergehenden, oft unangenehmen Körperreaktionen (z.B. Herzklopfen, Muskelanspannung, Schwitzen) dienen der Bereitstellung von Energie, um eine Flucht aus der gefährlichen Situation zu ermöglichen. Andere Angstsymptome (z.B. Ohnmacht) tragen dazu bei, dass man bedrohliche Situationen, aus denen man nicht entfliehen kann, besser übersteht. Für unsere Vorfahren hatte es einen

[4] Siehe Erklärung der Fachbegriffe im Anhang auf Seite 44.

Überlebensvorteil, wenn sie bei einer Verletzung ganz still liegen blieben, um einem zu großen Blutverlust entgegenzuwirken. Außerdem wird auf diese Weise die Blutgerinnung an der Wunde gefördert. Im Tierreich verhalten sich manche Tiere in Gefahrensituationen ganz ruhig oder stellen sich sogar tot, damit der Angreifer das Interesse an ihnen als mögliche Beute verliert. Vielleicht zeigt sich ein Überbleibsel dieses „Totstellreflexes" im Rahmen der Blutphobie.

Wie schon zuvor erwähnt, finden sich bei der Blut-Spritzen-Verletzungsphobie beide Typen der Angstreaktion, Aktivierung und Ruhigstellung: Zuerst kommt es zur Bereitstellung von Energie, um flüchten zu können. Gibt es jedoch keine Fluchtmöglichkeit mehr oder ist diese nicht sinnvoll (z. B. wenn ein Blutverlust bereits eingetreten ist), kann es zur Ohnmacht kommen.

Das Erleben von Ekel ist wie das Erleben der Angst biologisch sinnvoll, um den Körper vor negativen Einflüssen zu schützen. Nach dem Modell der „Krankheitsvermeidung" könnte sich das Ekelgefühl in der Entwicklungsgeschichte des Menschen herausgebildet haben, um ihn vor der Übertragung von Krankheiten bzw. vor der Aufnahme potenziell schädlicher Nahrungsmittel zu schützen. Wie bei der Angst kann es auch beim Ekel zu übersteigerten Reaktionen kommen, die dann nicht mehr nützlich sind. Viele Menschen tendieren auch zu einer Art „magischen Denkens" bezüglich Ekelreizen: Sie denken, etwas Ekliges verunreinigt all das, mit dem es – auch nur kurz oder auch nur indirekt – in Berührung kam. So würden es etwa viele gänzlich ablehnen, eine Suppe zu essen, die mit einer benutzten, jedoch gründlich gewaschenen Fliegenklatsche umgerührt wurde. Die Ursache ist das Ekelprinzip „einmal in Kontakt – immer in Kontakt", also die Beobachtung, dass durch die Berührung der Klatsche mit der Fliege auch nach einer gründlichen Reinigung das Gefühl der Verunreinigung bei uns zurückbleibt. Somit kann im Hinblick auf Blut und Verletzungen die Befürchtung einer möglichen Ansteckung mit Krankheit die Ursache sein.

Darüber hinaus wirkt ein weiteres Ekelprinzip über die Regel, dass all das, was Ekelreizen auch nur ähnlich sieht, dadurch bereits Ekelqualitäten annimmt, selbst wenn kein Verschmutzungs- oder Erkrankungsrisiko besteht. So berichten manche Blut-Spritzen-Verletzungsphobiker, dass sie generell rote Flüssigkeiten widerlich finden oder lehnen es zum Beispiel ab, eine Tomatensuppe zu essen.

2.3 Warum verschwindet die Phobie nicht wieder von selbst?

Nach einem oder mehreren unangenehmen Erlebnissen neigen Menschen dazu, der angstauslösenden Situation künftig aus dem Weg zu gehen (es werden etwa keine Blutabnahmen mehr gemacht; man sieht weg, wenn man eine Verletzung hat). Psychologen sprechen in diesem Zusammenhang von Vermeidungsverhalten. Dieses führt jedoch dazu, dass man nicht mehr die Erfahrung machen kann, dass die Situation erfolgreich und sogar ohne Angst zu bewältigen wäre. Im Gegenteil: Es verfestigt sich der trügerische Eindruck, das „Richtige“ getan zu haben (da die Angstreaktion gemindert wird). Der Irrglaube entsteht, dass die Angst ausgeblieben ist, weil man der „Gefahr“ ausgewichen ist, und es gut und richtig ist eine solche Situation zu vermeiden. Diese innere Einstellung führt dazu, dass man diese Strategie immer öfter ergreift, die Situation demnach immer öfter vermieden wird (man etwa nur mehr im absoluten Notfall zum Arzt geht). Dies festigt wiederum die Annahme, dass die Situation wirklich gefährlich war. Vermeidungsverhalten hält also die Angst aufrecht, bzw. verstärkt sie sogar.

Dieses Bild bestätigt sich auch immer wieder durch die Erzählungen der Patienten in unserer Forschungsambulanz. Viele beschreiben, schon als Kind schlimme Erlebnisse gehabt zu haben. Da jedoch im Kindesalter Vermeidungsverhalten häufig von den Eltern unterbunden wird, kommt es bei den Patienten nach eigener Schilderung häufig erst in der Jugend zur Vermeidung und dadurch zu einem Anstieg der Angst – die dann eine künftige Annäherung unmöglich macht. Aus diesem Grund schlagen Verhaltenstherapeuten den Betroffenen vor, dass sie sich wieder der gefürchteten Situation aussetzen, um deren Ungefährlichkeit zu erfahren bzw. um zu lernen, dass sie die Situation erfolgreich meistern können.

2.4 Wann sollten Sie Hilfe in Anspruch nehmen?

Prinzipiell sollte man dann aktiv werden, wenn man unter seinen Symptomen leidet oder im Alltag deutlich beeinträchtigt ist. Meist nehmen Betroffene erst dann Hilfe in Anspruch, wenn aufgrund einer Erkrankung Blutuntersuchungen nötig werden. In unserer Ambulanz melden sich aber zum Beispiel auch Mütter, die darunter leiden, dass sie ihren Kindern selbst bei kleinen Verletzungen nicht beistehen können. Sie sollten auch dann handeln, wenn Sie für die Erhaltung der eigenen Gesundheit relevante Diagnostik und Behandlungen (z. B. Bluttests im Rahmen von Vorsorgeuntersuchungen, notwendige Operationen) vermeiden, wenn Sie sich sorgen, im Falle einer Verletzung nicht zielgerichtet handeln oder helfen zu können, wenn die blutphobischen Ängste zur Aufgabe von beruflichen oder persönlichen Zielen führen (Aufgabe einer Position im Gesundheitswesen, Aufgabe eines Kinderwunsches aufgrund ausgeprägter Ängste bezüglich regelmäßiger körperlicher Routineuntersuchungen im Rahmen der Schwangerschaft), oder wenn Sie unter der für Sie sehr großen Peinlichkeit aufgrund der Ohnmachts- oder auch Angstreaktionen in der phobischen Situation leiden.

Falls Sie feststellen, dass Ihnen die in diesem Ratgeber beschriebenen Techniken nicht weiterhelfen, oder dass Sie diese nicht alleine umsetzen können, dann raten wir zu einer Psychotherapie. Da sich verhaltenstherapeutische Techniken als sehr wirksam bei der Behandlung der Blut-Spritzen-Verletzungsphobie erwiesen haben, sollten Sie bei einer Kontaktaufnahme mit einem Psychotherapeuten fragen, ob dieser eine Verhaltenstherapieausbildung hat und die Technik der Angewandten Anspannung kennt.

3 Was kann man gegen eine Blut-Spritzen-Verletzungsphobie unternehmen?

Bei der Behandlung von Spezifischen Phobien hat sich die Verhaltenstherapie als sehr hilfreich erwiesen. Die Methode der Wahl ist die Expositionstherapie[5], deren Ziel es ist, sich unter Anleitung eines Therapeuten stufenweise verschiedenen angstbesetzten Situationen so lange auszusetzen, bis die Angst merklich abgenommen hat. Dabei beginnt man mit eher „leichten" Aufgaben, die ein nur geringes Angsterleben auslösen (z. B. sich einen Bericht über eine Operation anhören) und bearbeitet zum Schluss schwierige und sehr schwierige Aufgaben (z. B. Besuch eines Blutspendedienstes). Die Abfolge der Expositionsübungen wird dabei von Ihnen festgelegt und ist auf Ihre persönlichen Bedürfnisse abgestimmt.

Kommt es in den betreffenden Situationen zur Ohnmacht, so wird das Expositionstraining mit der Technik der Angewandten Anspannung (siehe Kapitel 3.1) kombiniert. Diese Technik dient der Aktivierung des Kreislaufes und wirkt der Ohnmacht entgegen.

Zusätzlich werden in der Therapie automatische negative Gedankengänge hinterfragt und durch positive Selbstgespräche ersetzt. Darüber hinaus werden Sie darin trainiert, Ihre Aufmerksamkeit gezielt zu lenken. Sie lernen, Ihre Angst und eigenen Bedürfnisse in der Untersuchungssituation gegenüber dem Arzt zu kommunizieren bzw. Ihr Umfeld so zu instruieren und die Rahmenbedingungen so zu gestalten, dass diese für Sie akzeptabel sind. Psychotherapeutische Ansätze sind in der Dauerhaftigkeit ihrer Wirksamkeit angstlösenden Medikamenten überlegen und daher auf jeden Fall vorzuziehen. Die Psychotherapie der Blut-Spritzen-Verletzungsphobie kann einzeln erfolgen, ist aber genauso gut in einer Gruppe möglich. Letzteres ermöglicht den Austausch mit anderen Betroffenen, was durch die Patienten unserer Forschungsambulanz durchweg als positiv und hilfreich beurteilt wurde. In der Regel können erste Erfolge schon nach wenigen Stunden verbucht werden.

Die folgenden Ausführungen sollen es Ihnen ermöglichen, die oben genannten Techniken (Angewandte Anspannung, Exposition, positive Selbstge-

---

[5] Siehe Erklärung der Fachbegriffe im Anhang auf Seite 44.

spräche, Aufmerksamkeitslenkung, Kommunikation mit dem Arzt und medizinischem Personal) auch ohne Anleitung eines Therapeuten zu erlernen und anzuwenden. Im Anhang dieses Ratgebers (vgl. ab Seite 53) finden Sie zu den verschiedenen Behandlungskomponenten jeweils Arbeitsblätter.

3.1 Wie funktioniert die Methode der Angewandten Anspannung?

Diese Methode wurde für Blut-Spritzen-Verletzungsphobiker entwickelt, die eine Ohnmachtsreaktion aufweisen oder sich vor einer Ohnmacht fürchten. Im Rahmen der Angewandten Anspannung[6] lernen Sie, Ihre individuellen körperlichen Zeichen einer beginnenden Ohnmacht so früh wie nur möglich zu erkennen, um diesen gegenzusteuern. Diese Übung stabilisiert den Blutdruck und kann somit eine Ohnmacht verhindern. Die Technik wurde wissenschaftlich überprüft und als wirksam befunden.

Die Schritte zum Erlernen der „Angewandten Anspannung"

1. Erlernen, die eigenen Vorboten der Ohnmacht möglichst früh wahrzunehmen (Sensibilisierung).
2. Die Anspannungstechnik erlernen.
3. Die Anspannungstechnik üben und festigen.
4. Die Anspannungstechnik in gefürchteten Situationen anwenden (Exposition).

Der erste Schritt der Methode besteht darin, die eigenen Vorboten einer beginnenden Ohnmacht zu erkennen: Diese sind sehr häufig Veränderungen der Atmung (Hyperventilation), Schwitzen, kalte Hände, Ohrgeräusche, verschwommenes Sehen, Übelkeit und einige andere mehr (siehe Kasten zu den typischen körperlichen Vorboten auf Seite 12).

Am besten kann man seine eigenen Vorboten der Ohnmacht erforschen, indem man sich in Gedanken oder real in die gefürchtete Situation begibt und seine körperlichen Reaktionen beobachtet. Was passiert in meinem Körper, wenn ich im Wartezimmer sitze? Was geschieht, wenn ich das Behand-

---

6 Siehe Erklärung der Fachbegriffe im Anhang auf Seite 44.

lungszimmer betrete und auf dem Stuhl Platz nehme? Wie reagiere ich körperlich, wenn der Arzt die Nadel aufnimmt, etc.?

Zum Nachspüren und besseren Kennenlernen Ihrer eigenen Ohnmachtssymptomatik können Sie auch das Arbeitsblatt 3 aus dem Anhang (vgl. Seite 52) verwenden.

Danach erlernen Sie die Angewandte Anspannungstechnik, die dem drohenden Blutdruckabfall entgegenwirkt: Durch Muskelanspannung drücken Sie das Blut in den Gefäßen zum Herzen zurück, wodurch Ihr Blutdruck wieder steigt. Dazu spannen Sie die große Skelettmuskulatur in Armen, Beinen und dem Rumpf (Oberkörper, Bauch, Gesäß) fest an, bis ein Wärmegefühl im Gesicht entsteht, zumindest aber für 15 bis 20 Sekunden. Dann lassen Sie die Anspannung los bis zum Ausgangspunkt, jedoch ohne anschließend die Muskulatur zu entspannen. Nach einer Pause von ca. 20 Sekunden wiederholen Sie die Übung insgesamt fünfmal. Während der Anspannung atmen Sie ruhig weiter.

Übungseinheit: Angewandte Anspannung

- Spannen Sie die Muskulatur in Armen, Beinen und dem Rumpf (Oberkörper, Bauch, Gesäß) 15 bis 20 Sekunden lang an.
- Lassen Sie die Anspannung bis zum Ausgangspunkt los.
- Machen Sie eine Pause von ca. 20 Sekunden.
- Wiederholen Sie die Übung insgesamt fünfmal.

Die Anspannung soll so durchgeführt werden, dass diese für Sie nicht unangenehm ist: Manche Betroffene erzielen ein besseres Ergebnis, wenn Sie im Sitzen die Beine übereinanderschlagen oder wenn Sie den gesamten Körper anspannen. Empfinden Sie das Verschränken der Beine als unangenehm, so können Sie die Füße auch nebeneinander stellen und eine Muskelanspannung im Beinbereich dadurch erzielen, indem Sie die Füße zu sich heranziehen und nur die Fersen auf dem Boden belassen. Wichtig ist, dass Sie Ihre Muskulatur nicht über die individuelle Schmerzgrenze hinaus anspannen.

Sie können die Anspannungstechnik auch weiter modifizieren, zum Beispiel durch rhythmische Anspannung („Pumpen“). Dies beinhaltet, dass die Anspannungs- und Lockerungsphasen schneller aufeinander folgen (z.B.

im Fünf-Sekunden-Rhythmus). Die Anspannungsübung und deren Varianten sind in Abbildung 4 verdeutlicht. Finden Sie das „Gegendruck-Manöver“ Ihrer Wahl, das Ihnen am besten zusagt. Es kann darin bestehen, die Faust zu ballen und den Arm anzuwinkeln, die Hände ineinander zu verschränken und die Arme auseinanderzuziehen, die Beine zu kreuzen bzw. übereinanderzuschlagen oder vielleicht sogar in die Hocke zu gehen.

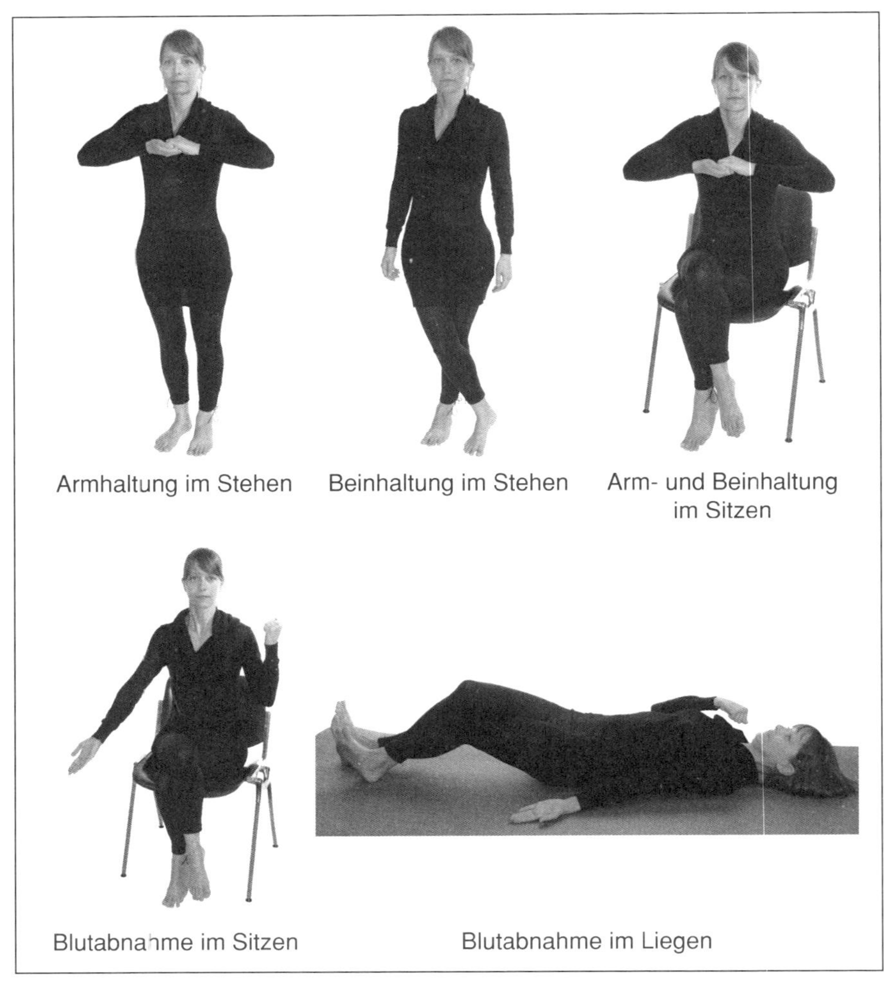

Abbildung 4: Die Anspannungsübung und ihre Varianten.

Eine Zusammenfassung und Kurzinstruktion für die Technik finden Sie auf Arbeitsblatt 4 (vgl. Anhang, Seite 53). Hier beschreiben wir, wie Sie die Technik der Angewandten Anspannung während einer Blutabnahme einsetzen können. Die Anwendung der Technik während einer Blutabnahme im Sitzen oder im Liegen ist in Abbildung 4 dargestellt.

Wenn Sie möchten, können Sie den Erfolg Ihrer Anspannungsübung auch mit einem handelsüblichen Blutdruckmessgerät für das Handgelenk überprüfen. Führen Sie zunächst eine Messung im entspannten Zustand durch, gefolgt von einer Messung, bei der Sie die Angewandte Anspannung einsetzen. Ein nur geringfügiger Anstieg des systolischen/diastolischen Blutdruckes durch die Technik kann schon ausreichen, um eine Ohnmacht zu verhindern.

Wir empfehlen, die Anspannungstechnik zuerst im Trockentraining zu üben, also in einer angstfreien Situation, und sie auf Ihre individuellen Vorlieben und Bedürfnisse anzupassen. Trainieren Sie die Anspannungsübungen so lange, bis Sie diese beherrschen und auch Ihr Atemrhythmus gut auf die Übungen abgestimmt ist. Es ist wichtig, dass Sie während der Übung ruhig weiteratmen. (Man neigt dazu, den Atem während Muskelanspannung anzuhalten).

Der nächste Schritt besteht aus der Exposition, das heißt der Konfrontation mit den gefürchteten Situationen. Es hat sich bewährt, zunächst eine Rangfolge mit einer beschränkten Anzahl von Übungen (nicht mehr als zehn) zu erstellen, beginnend bei einfachen bis hin zu schwierigen Übungen. Als Beispiel finden Sie die Angsthierarchie eines Betroffenen aus unserer Forschungsambulanz im folgenden Kasten.

Ihre individuelle Angsthierarchie können Sie mithilfe von Arbeitsblatt 5 aus dem Anhang (vgl. Seite 54) erstellen.

Beispiel für eine „Angsthierarchie“

1. Bilder von Blutabnahmen, Verletzungen, etc. betrachten.
2. Ein Röhrchen betrachten, in dem sich eine rote Flüssigkeit befindet.
3. Eine Spritze berühren.
4. Ein Video einer Impfung oder einer Blutabnahme ansehen.
5. Ein Operationsvideo anschauen (z. B. wie eine Wunde genäht wird).

6. Jemand anderen zum Arzt begleiten oder auch mit dem Hund zum Tierarzt gehen.
7. Beobachten, wie sich jemand mit einer Nadel in den Finger sticht und einen Bluttropfen aus dem Finger drückt.
8. Den Blutspendendienst besuchen und andere Menschen bei der Blutabnahme beobachten.
9. Eine Impfung durchführen lassen.
10. Selbst Blut spenden.

Während der Konfrontation achten Sie bitte auf Ihre individuellen Vorboten der Ohnmacht, damit Sie beim Auftreten erster Symptome sofort mit der Anspannungstechnik entgegenwirken können. Überlegen Sie sich auch eine Bewertungsskala für die Intensität der erlebten Angst (z. B. von 1 = sehr geringe bis 10 = sehr starke Angst, wobei es Abstufungen von jeweils einem Punkt gibt). Vielleicht bevorzugen Sie eine Prozenteinstufung von 0 % bis 100 % Angst. Natürlich können Sie Ihre Bewertungsskala auch anders benennen (z. B. „erlebtes Unwohlsein“ anstelle von „Angst“).

Beobachten Sie, wie sich während der Übung Ihre erlebte Angst und deren Körpersymptome verändern. Diese sind gewiss zu Beginn der Übung sehr ausgeprägt, sollten sich dann aber im Verlauf des Trainings deutlich reduzieren. Erst wenn Sie eine Übung fast angstfrei durchführen können, sollten Sie zur nächsten Übung weitergehen. Bei Bedarf wiederholen Sie die Übungen so oft, bis Ihre Angst hinreichend abgenommen hat (z. B. unter 30 % gesunken ist).

Für den Erfolg ist vor allem eines entscheidend: Sie müssen immer wieder üben und sich der gefürchteten Situation aussetzen. Starten Sie einen neuen Versuch, falls eine Übung nicht beim ersten Anlauf gelingt. Das macht gar nichts! Auch andere Dinge in Ihrem Leben haben Sie nicht gleich beim ersten Mal gekonnt.

3.2 Welche Entspannungsverfahren können helfen?

Das Erlernen der oben beschriebenen Angewandten Anspannung ist wie bereits erwähnt nur dann sinnvoll, wenn Sie zur Ohnmacht neigen. Trifft dies nicht zu, können Sie auf andere Verhaltenstechniken zurückgreifen.

Zeigen Sie in den betreffenden Situationen ein körperliches Reaktionsmuster, das vor allem durch Aktivierung gekennzeichnet ist (Ihr Herz schlägt schneller, Ihre Muskeln verspannen sich), so setzen Sie die Technik der Angewandten Entspannung[7] ein. Dabei trainieren Sie, die ersten Zeichen beginnender Angst und Erregung bewusst zu erkennen und daraufhin sofort in eine Entspannungsreaktion zu gehen.

Der erste Schritt besteht aus dem Erlernen der Progressiven Muskelrelaxation (PMR) nach Jacobson. Bei diesem Entspannungsverfahren werden einzelne Körperpartien kurz angespannt und gleich wieder entspannt; dadurch wird die Entspannungsreaktion bewusst spürbar. Im Gegensatz zur Angewandten Anspannung, bei der eine Grundspannung im Sinne eines mittleren Ausgangniveaus bestehen bleiben soll, geht es bei der PMR um die maximale Reduzierung der Muskelanspannung bis hin zur völligen Entspannung. Dies ist ein gradueller, aber wichtiger Unterschied.

Eine Anleitung für die Progressive Muskelrelaxation inklusive der Abbildungen der wichtigsten Übungen finden Sie im Arbeitsblatt 6 im Anhang (vgl. Seite 55).

Voraussetzung für den Erfolg dieser Technik ist wiederum regelmäßiges Üben. Die PMR kann so weit perfektioniert werden, dass auch ohne vorherige Anspannung ein Entspannungszustand erreichbar ist. Dazu koppeln Sie die Entspannungsreaktion an ein Schlüsselwort (z. B. „Entspannung", „Ruhe"), auf das Sie unmittelbar entspannen wollen. Sie können die Entspannungsreaktion, wenn Sie möchten, noch durch ein inneres Ruhebild verstärken, etwa durch das Vorstellen eines angenehmen Ortes (z. B. Sie liegen an einem Strand, Sie spazieren durch einen Wald). Üben Sie nun, diese Entspannungsreaktion in verschiedenen Alltagssituationen (z. B. bei der Arbeit am Computer etc.) einzuleiten. Erst wenn es Ihnen möglich ist, in normalen, nicht belastenden Alltagssituationen innerhalb von 30 Sekunden einen entspannten Zustand zu erreichen, sollten Sie die Entspannung in angstbesetzten Situationen anwenden. Danach wenden Sie die Angewandte Entspannung in verschiedenen nach aufsteigendem Schwierigkeitsgrad geordneten Situationen an.

7 Siehe Erklärung der Fachbegriffe im Anhang auf Seite 44.

3.3 Welche Atemübungen gibt es?

Wie bereits erwähnt, kann ein verändertes Atemmuster (Hyperventilation) zu einer Ohnmachtsreaktion beitragen. Wenn Sie hingegen im Vorfeld einer medizinischen Untersuchung und auch währenddessen ruhig und tief atmen, trägt dies zur Entspannung bei.

Da in den meisten Untersuchungssituationen eine sitzende Körperhaltung erwartet wird, macht es am meisten Sinn, eine für Sie angenehme Haltung im Sitzen zu finden. Viele Patienten beschreiben den Droschkenkutschersitz (leicht nach vorne gebeugt mit geneigtem Kopf; eine Darstellung befindet sich auf dem Arbeitsblatt 6 im Anhang; vgl. Seite 55) als angenehme Haltung. Sie können die Übung bei Bedarf auch im Liegen durchführen. Lockern Sie dabei Ihren Schultergürtel und Ihre Brust, indem Sie beispielsweise eine kurze PMR-Übung (siehe Kapitel 3.2) durchführen.

Atmen Sie nun tief durch die Nase ein. Achten Sie darauf, zuerst den Bauch- und dann erst den Brustraum mit Atemluft zu füllen. Wenn Sie Ihre Hände auf den Bauch legen, spüren Sie dies gut. Halten Sie dann den Atem kurzzeitig (für ca. drei Sekunden) an und atmen Sie anschließend durch den Mund aus. Achten Sie darauf, länger aus- als einzuatmen. Dazu können Sie etwa beim Einatmen bis zwei, beim Ausatmen bis vier zählen. Mit dem Ausatmen kann auch das Aussprechen eines Entspannungswortes verbunden werden (z. B. „ruhig“). Ziel der Übung ist vor allem ein vertiefter und verlangsamter, regelmäßiger Atemrhythmus, wobei verstärkt auf das Ausatmen geachtet werden sollte, um so der Hyperventilation entgegenzuwirken.

Alternativ können Sie meditative Atemübungen einsetzen. Zählen Sie dabei Ihre Atemzüge mit geschlossenen Augen (oder mit offenen Augen, wobei Sie einen Punkt auf dem Boden oder der Wand fixieren), und achten Sie dabei auf das Heben und Senken des Brustkobes sowie auf Ihre Empfindungen im Bereich des Naseneingangs (z. B. Wie fühlt sich die einströmende/ausströmende Luft an?). Wenn Sie sich ganz auf Ihre Atmung konzentrieren, merken Sie, wie diese gleichmäßiger und langsamer wird.

3.4 Welche Vorstellungsübungen sind hilfreich?

Viele Blut-Spritzen-Verletzungsphobiker berichten von starken empathischen Reaktionen bei der Konfrontation mit Verletzungen und medizinischen Behandlungen bei anderen Personen. Sie können sich besonders leicht in die Situation bzw. das Leiden anderer einfühlen. Bei diesen Menschen führen bereits bloße Erzählungen von Operationen oder Verletzungen oder das Beobachten anderer Patienten im Wartezimmer einer Arztpraxis bzw. im Krankenhaus zu Ohnmachtsreaktionen. Die Betroffenen berichten, dass sie sich nicht gegen das automatische Hineinversetzen in die Situation des anderen erwehren können. Verschiedene Vorstellungsübungen können dabei helfen, sich ein Stück weit emotional vom Geschehen zu distanzieren und das zu starke Einfühlungsvermögen zu drosseln.

Vorstellungsübung: Der Angstfilm

Bei der nun folgenden Übung geht es darum, sich emotional von einer Angst auslösenden Situation zu distanzieren. Dies ist eine Möglichkeit, mit seiner Angst umzugehen, ohne zu vermeiden.

Nehmen Sie eine bequeme Position ein und schließen Sie die Augen. Lenken Sie Ihre Aufmerksamkeit nach innen, lassen Sie Gedanken wie Wolken an sich vorbeiziehen, und achten Sie auf Ihre Atmung. Stellen Sie sich vor, Sie schalten Ihren Fernsehapparat ein und sehen sich einen „Angstfilm" an. Lassen Sie den Film vor Ihrem inneren Auge ablaufen – bis zum Ende. Sie können den Film mit der Fernbedienung jederzeit vor- und zurückspielen, oder Sie können ihn einfach anhalten, um ein Standbild zu erhalten. Sehen Sie sich selbst im Angstfilm und erleben Sie sich trotzdem als distanzierten Beobachter. Stellen Sie sich nun vor, Sie befinden sich in dem Film in einem Krankenhaus, um eine Untersuchung durchführen zu lassen. Im Wartezimmer sitzt Ihnen eine Person gegenüber, die offensichtlich einen Unfall hatte und einen Kopfverband trägt. Was könnte dieser Person zugestoßen sein? Wenn Sie beim Anschauen des „Angstfilms" Unruhe verspüren, vergegenwärtigen Sie sich, dass Sie nur ein Beobachter und nicht die betroffene Person sind. Nehmen Sie Ihre Körperposition wahr und spüren Sie die Sitz- oder Liegefläche, die Lehne, die Ihren Rücken abstützt, den Stoff, den Ihre Hände berühren. Machen Sie sich noch einmal bewusst, dass nicht Sie selbst den Kopfverband tragen, also nicht Sie direkt betroffen sind. Finden Sie einen Weg, wie Sie die betroffene Person anblicken können, ohne jedoch sofort deren Empfindungen zu übernehmen. Vielleicht hilft es Ihnen, sich das Geschehen in schwarz-weiß vorzustellen. Vielleicht hilft es Ihnen aber auch, wenn Sie gedanklich um sich selbst einen Kreis aus hellem Licht legen. Wenn sehr starke Angst aufkommt, können Sie den Film vorübergehend leiser oder dunkler drehen bzw. kurz ausschalten, jedoch nur dann, wenn Sie bereit sind, nach kurzer Erholung den Film wieder einzuschalten, als Ausdruck dafür, dass Sie nicht „kneifen". Wenn Sie das Gefühl haben, dass Sie sich noch weiter von dem Geschehen distanzieren möchten, dann ändern Sie die Perspektive: Stellen Sie sich vor, Sie befinden sich in der Vorführkabine eines Kinos. Durch die Glasscheibe der Vorführkabine beobachten Sie sich selbst, wie Sie im Kinosaal sitzen und einen Film auf der Leinwand ansehen. Sehen Sie sich also selbst dabei zu, wie Sie sich einen „Angstfilm" anschauen.

Es gibt auch noch eine Reihe anderer Vorstellungsübungen, die hilfreich sein können:

1. *Tresorübung bzw. „gesunder" Egoismus:* Stark mit anderen mitzufühlen ist eine schöne Eigenschaft, man sollte sich diese auch bewahren. Im Fall einer Phobie nützt sie aber nicht, sondern schadet sogar. Deshalb könnten Sie sich vorstellen, wie Sie die Eigenschaft „Empathie" in einem Tresor verschließen. Sie alleine entscheiden, wann Sie das Gefühl einsetzen wollen und wann Sie es nicht tun wollen, weil es Ihnen selbst nicht gut tut.
2. *Imagination eines positiven Ausgangs:* Sie können sich zum Beispiel im Wartezimmer beim Betrachten einer Person mit Kopfverband denken: „Der Person wird hier geholfen, es geht ihr sicher bald wieder besser."
3. *Glücksbringer und Beschützer:* Manche Patienten empfinden in der Anfangsphase der Vorstellungsübung die Anwesenheit eines Beschützers

oder eines Glücksbringers (z. B. ein Stein, ein Schmuckstück) als sehr unterstützend.

4. *Verankerung im Hier und Jetzt:* Manchmal ist eine sinnliche Verankerung im Hier und Jetzt hilfreich: Ballen Sie zum Beispiel die Hand zu einer Faust, achten Sie auf das Heben und Senken Ihrer Hände auf der Bauchdecke, Spüren Sie den Stuhl, auf dem Sie sitzen, riechen Sie den Geruch um sich herum etc.

3.5 Wie kommuniziere ich am besten mit dem Arzt?

Häufig haben Betroffene in Untersuchungssituationen negative Erfahrungen gemacht (etwa mit wenig einfühlsamen oder durch eine Ohnmacht selbst verunsichertes medizinisches Personal) und erwarten daher, nicht ernst genommen oder als „hysterisch" abgestempelt zu werden. Manche Blut-Spritzen-Verletzungsphobiker fürchten sich auch davor, sich „peinlich" zu benehmen oder denken, dass sie die medizinische Routine stören und Unannehmlichkeiten für andere verursachen.

Wenn Sie offen mit dem Arzt darüber sprechen, lässt sich die Angst bedeutend reduzieren und die Anwendung angstreduzierender Techniken (z. B. Angewandte Anspannung) in der entsprechenden Situation erleichtern. Denken Sie darüber nach, welche äußeren und inneren Rahmenbedingungen Sie brauchen, damit sich Ihre Angst abschwächt. Was denken Sie, wie müsste die Situation beschaffen sein, damit Sie weniger Angst empfinden? Was am Verhalten der beteiligten Personen oder an der Beschaffenheit der Situation würde Ihre Angst reduzieren?

Wichtig ist vor allem, dass Sie dem Arzt überhaupt einmal mitteilen, dass Sie Angst empfinden und/oder zur Ohnmacht neigen. Darüber hinaus können Sie konkrete Absprachen bezüglich der Rahmenbedingungen und Ihrer individuellen Bedürfnisse treffen, etwa dass eine Blutabnahme nur im Liegen gemacht wird, oder dass Sie währenddessen Anspannungsübungen durchführen. Außerdem kann auch vereinbart werden, dass auf ein bestimmtes Zeichen hin eine Untersuchung unterbrochen oder abgebrochen wird (etwa beim Zahnarzt).

Welche Rahmenbedingungen sind wichtig?

Vor einer entsprechenden Situation:

- Wählen Sie einen Arzt aus, dem Sie vertrauen.
- Bitten Sie um ein Aufklärungsgespräch bei neuen, Ihnen unbekannten Ärzten.
- Wählen Sie (anfänglich) eine Begleitung, die über Ihre Angst Bescheid weiß.

Während einer entsprechenden Situation:

- Informieren Sie den Arzt: „Ich leide an einer Blut-Spritzen-Verletzungsphobie mit Ohnmachtssymptomen." oder „Ich werde während der Blutabnahme eine Anspannungstechnik anwenden."
- Vereinbaren Sie Kontrollzeichen zur Unterbrechung der Behandlung: „Ich möchte gerne mit Ihnen ein Kontrollsignal vereinbaren. Bitte unterbrechen Sie die Behandlung, wenn ich die Hand hebe."
- Lassen Sie Blutabnahmen und Impfungen im Liegen vornehmen.
- Lassen Sie andere Untersuchungen (falls physikalisch möglich) im Liegen oder zumindest im Sitzen vornehmen.
- Erfragen Sie Informationen über den Behandlungsablauf vom Arzt.
- Führen Sie die Angewandte Anspannung oder Entspannung durch.
- Atmen Sie bewusst.

3.6 Wie kann ich meine negativen Gedanken verändern?

Von einer Blut-Spritzen-Verletzungsphobie Betroffene leiden unter dem Gefühl des Kontrollverlustes und des Ausgeliefertseins in den für sie kritischen Situationen. Sie empfinden, dass sie eine medizinische Behandlung nicht ausreichend beeinflussen bzw. nach eigenen Bedürfnissen gestalten können. Psychologen sprechen in diesem Kontext von einer wahrgenommenen mangelnden Selbstwirksamkeit, die zu Angst und Vermeidungsverhalten führt. Ein Gefühl von ausreichender Kontrolle trägt hingegen zur Angstreduktion bei. Positive Kontrollüberzeugungen (z. B. „Ich kann mit der Situation umgehen.“) können im Rahmen der Blut-Spritzen-Verletzungsphobie körperliche Prozesse positiv beeinflussen, so dass eine Ohnmacht unwahrscheinlicher wird. So berichteten erfolgreich behandelte Patienten, die die Technik der Angewandten Anspannung erlernt hatten, dass sie diese nur anfänglich bei Blutabnahmen eingesetzt hätten. In weiterer Folge war für sie das alleinige Wissen darüber, was sie in der kritischen Situation tun könnten (ohne dies tatsächlich zu tun) ausreichend, um einer Ohnmacht vorzubeugen. Andererseits beschleunigt Hilflosigkeitserleben die Abwärtsbewegung der Ohnmachtsspirale. Interessanterweise bezeichnet man die Bewusstlosigkeit, die im Rahmen der Blut-Spritzen-Verletzungsphobie auftritt auch als emotionale Ohnmacht. Dieser Begriff verdeutlicht, dass es nicht körperliche Faktoren sind (z. B. großer Blutverlust), die die Ohnmacht bedingen, sondern emotionale (z. B. erlebte Angst, Hilflosigkeit).

Das Erleben von Kontrollverlust in Angstsituationen wird von automatischen negativen Gedanken begleitet, die für die Bewältigung der Situation ungünstig sind, z. B. „Ich werde garantiert in Ohnmacht fallen“, „Es wird für mich eine peinliche Situation entstehen“, oder „Die Behandlung wird schiefgehen“ (vgl. Abbildung 3). Manchmal berichten Patienten davon, dass sie sich vor Schmerzen fürchten und schon vor der eigentlichen Behandlung davon ausgehen, dass diese extrem wehtun wird. Diese negativen Gedanken verstärken die Körpersymptome der Angst noch zusätzlich, und das Angstniveau steigt. Tatsächlich schmerzt eine Impfung auch mehr, wenn man die Muskeln verkrampft, anstatt sie zu entspannen.

Um Ihre negativen Erwartungen und deren genauen Inhalt zu erforschen, versetzen Sie sich bitte gedanklich in die von ihnen gefürchtete Situation. Was genau ist das Schlimmste, was Ihnen in dieser Situation widerfahren könnte? Welche Gedanken gehen Ihnen in diesem Moment durch den Kopf?

Diese Gedanken können Sie gezielt durch positive, unterstützende Selbstgespräche ersetzen. Welche Gedanken würden Ihnen helfen, die Situation durchzustehen? Wann immer Angstgefühle vor einer entsprechenden Situation auftreten, sagen Sie sich selbst individuell entworfene Sätze, d. h. sprechen Sie sich selbst gut zu (z. B. „Ich werde das schaffen“, „Es geht vorüber und dann habe ich es geschafft“). Wichtig ist, dass diese inneren Dialoge für Sie persönlich bedeutsam, kurz und prägnant sind und Ihnen ein stärkendes Gefühl vermitteln. Solche „Mutmach-Sätze“ sind immer positiv formuliert (also nicht: „Du darfst *keine* Angst zeigen“, „Es wird schon *nicht* schiefgehen“). Vielleicht hilft es Ihnen bei der Suche nach Ihrem hilfreichen Satz, zunächst den genauen Wortlaut Ihres negativen automatischen Gedanken aufzuschreiben, um dann anschließend einen positiven Gegensatz gezielt zu entwickeln.

Außerdem ist es sinnvoll, wenn Sie in der entsprechenden Situation Ihre Aufmerksamkeit nicht auf die unangenehmen Körperempfindungen richten, sondern auf andere Inhalte, wie etwa auf die Kommunikation mit dem Arzt, die Farbe der Untersuchungsgeräte etc. Sie können sich auch zur Selbstbeobachtung veranlassen (z. B.: „Ich atme ganz ruhig.“), oder Ihr eige-

Welche „Selbstgespräche“ sind hilfreich?

Vor der entsprechenden Situation:

- „Ich werde mir einen Arzt aussuchen, der auf meine Angst eingeht und bei dem ich mich wohlfühle.“
- „Ich werde alle Rahmenbedingungen mit dem Arzt so absprechen, dass ich mich besser fühle.“
- „Ich will diese Untersuchung machen, um meine Gesundheit zu fördern.“

Während der entsprechenden Situation:

- „Ich kann etwas gegen meine Angst tun, und ich habe Kontrollmöglichkeiten.“
- „Ich weiß, wie ich meinen Blutdruck anheben und damit eine Ohnmacht verhindern kann.“
- „Der Arzt wird die Behandlung unterbrechen, wenn ich ihm ein Zeichen gebe.“
- „Ich bin stark und ich bleibe stark.“
- „Viele Menschen haben vor Blutabnahmen Angst, ich bin mit dem Problem nicht allein.“
- „Der Arzt ist ein Profi, er wird auf meine Angst eingehen.“
- „Ich atme ganz ruhig.“

nes Verhalten positiv beurteilen (z. B.: „Ich bin stolz auf mich, denn ich halte durch.“). Viele Betroffene empfinden auch ermutigende, lösungsorientierte Inhalte als hilfreich („Ich weiß jetzt, wie ich mit der Situation umgehen kann.“).

3.7 Soll ich Medikamente einnehmen?

Weiter oben haben wir bereits betont, dass Vermeidung die Blut-Spritzen-Verletzungsphobie aufrechterhält. Deshalb ist deren Überwindung für die Bewältigung der Problematik zentral. Zum Teil sind sich die Betroffenen ihrer Vermeidungstaktiken nicht völlig bewusst, wenn sie zum Beispiel lediglich den Blick abwenden oder die Augen schließen, wenn eine Nadel in die Haut gestochen wird. Ablenkung in Form eines Gespräches kann in der frühen Therapiephase (bei ersten kurzen Expositionsversuchen) sinnvoll sein. Allerdings erzielen Patienten größere und vor allem langfristige Erfolge bei der Behandlung, wenn sie ihre Aufmerksamkeit gezielt auf die gefürchtete Situation richten.

Es gibt auch medikamentöse Ansätze zur Behandlung der Blut-Spritzen-Verletzungsphobie. Um einer Ohnmacht vorzubeugen, können Blutdruck regulierende Mittel sowie gering dosierte Antidepressiva eingesetzt werden. Die Befundlage zur Wirksamkeit dieser Medikamente ist jedoch nicht eindeutig. Vor allem schreiben Betroffene eventuelle Erfolgserlebnisse nicht den eigenen Fähigkeiten zu, sondern der Wirkung des Arzneimittels. Dies widerspricht dem therapeutischen Grundsatz, dass es zentral ist, die Erfahrung zu machen, der Angstsituation zu begegnen und sie aus eigener Kraft zu meistern. Wenn Sie sich anfangs sehr unsicher fühlen, besteht die Möglichkeit, zunächst Medikamente einzunehmen, deren Dosierung man dann jedoch ständig reduziert, also schrittweise auf die äußere Hilfe (den „Krückstock“) verzichtet. Abzulehnen sind in jedem Fall Beruhigungsmittel (sogenannte Sedativa), da sie die Ohnmachtsneigung sogar noch verstärken können.

Als unterstützende Maßnahme, die dem Auftreten einer Ohnmacht vorbeugen kann, ist eine verstärkte Flüssigkeitszufuhr zu nennen. Es ist sinnvoll, wenn Sie vor einer anstehenden Blutabnahme ausreichend trinken, insbesondere Wasser und keine harntreibenden Flüssigkeiten, wie zum Beispiel Kaffee. Eventuell können Sie die Salzzufuhr (120 mg/dl Tag) erhöhen. Beide natürlichen Ansätze dienen der Blutdruckregulation.

3.8 Wie können Angehörige einen Betroffenen unterstützen?

Zunächst einmal können Sie einen Angehörigen, der unter einer Blut-Spritzen-Verletzungsphobie leidet, damit unterstützen, dass Sie seine Ängste ernst nehmen. Eine Diskussion darüber, dass die Befürchtungen „unangebracht“ oder „unnötig“ sind oder Erklärungen, „dass ja auch andere ohne Angst zu einer Blutabnahme gehen“ sind nicht hilfreich. Warnungen, dass die Vermeidung medizinischer Diagnostik und Behandlung negative Folgen für die Gesundheit nach sich ziehen kann, verunsichern sogar. Auch Beruhigungsversuche wie „es wird schon alles gut gehen“, sind wenig wirksam. Es kann aber für Betroffene eine große Erleichterung bedeuten, ihre Ängste „zugeben zu dürfen“.

Wichtiger als sich nicht zu fürchten, ist es den Mut aufzubringen, sich der Situation zu stellen. Vermitteln Sie dem Betroffenen die negative Rolle der Vermeidung für die Aufrechterhaltung der Phobie: Wer sich einer Situation nicht aussetzt, der kann auch nicht feststellen, dass er diese erfolgreich meistern kann. Es kann einiges an Motivationsarbeit erfordern, einen Betroffenen dazu zu bewegen, sich der Situation anzunähern oder sich ihr tatsächlich auszusetzen. Hier sollten Sie gestuft vorgehen: zum Beispiel in einem ersten Schritt auf einem Krankenhausgelände spazieren gehen, oder den Angehörigen zusehen lassen, wie sie selbst (oder auch ein Haustier) geimpft werden. Die wichtigste Voraussetzung dafür ist, dass der Betroffene Ihnen vertraut, dass Sie ihn in der entsprechenden Situation nicht zwingen werden, Dinge zu tun, die sie vorher nicht vereinbart hatten.

Ziel Ihrer Unterstützung soll es jedoch immer sein, dass der Betroffene die Situation selbst bewältigt. Bei zu ausgedehnter und intensiver Hilfestellung verlässt sich der Betroffene völlig auf Sie und vermeidet dadurch die eigentliche Auseinandersetzung mit der Angst. In der ersten Zeit ist es durchaus sinnvoll, einen Betroffenen zu einer Blutabnahme oder einer anderen medizinischen Untersuchung zu begleiten, ihn abzulenken oder bei der Behandlung seine Hand zu halten. In der Folge sollten Sie Ihre Unterstützung jedoch schrittweise zurücknehmen, Ihren Angehörigen zum Beispiel nur noch bis zum Wartezimmer begleiten. Diese Übernahme der Verantwortung ist für einen Betroffenen ganz wichtig, um wieder zu einem angstfreien und selbstverständlichen Umgang mit der gefürchteten Situation zu gelangen.

Bei unserer praktischen Tätigkeit haben wir auch immer wieder festgestellt, dass viele Betroffene nicht ausreichend über ihre Ängste und deren körperliche Anzeichen (z. B. Ohnmacht) Bescheid wissen. Der Zugang zu entsprechendem Informationsmaterial über Symptome und Behandlungsmöglichkeiten der Blut-Spritzen-Verletzungsphobie (Ratgeber u. Ä.), den Sie Ihrem Angehörigen ermöglichen können, ist von grundlegender Bedeutung für eine effektive Bewältigung der Phobie.

4 Fallbeispiel: Frau S.

Beispiel:

Frau S. (55 Jahre) hatte schon in ihrer Kindheit unangenehme Erfahrungen beim Arzt gemacht. Da sie als Kind „kränkelte“, wurde sie sehr häufig medizinisch untersucht – wobei auch regelmäßig Blut abgenommen wurde. Sie kann sich erinnern, dass diese Blutabnahmen ihr schon von Beginn an Angst machten, sich die Situation aber noch einmal im Alter von etwa 10 Jahren verschärfte. Sie begann sich zunehmend gegen die Untersuchungen zu wehren. In der Folge kam es mehrmals dazu, dass ihre Eltern und auch medizinisches Personal sie deshalb festhielten, was die Patientin als sehr unangenehm erinnert: „Ich fühlte mich hilflos“.

Frau S. beschreibt die typische Entwicklung einer Blut-Spritzen-Verletzungsphobie im Kindesalter. Sie kann keinen bestimmten Auslöser bzw. ein spezifisches Ereignis erinnern, das zur Entstehung ihrer Ängste führte. Allerdings trugen Erlebnisse des Kontrollverlustes und der Hilflosigkeit zur Aufrechterhaltung und sogar zur Verstärkung der Symptomatik bei.

Beispiel (Fortsetzung):

Bei mehreren Arztbesuchen kam es dazu, dass sie in Ohnmacht fiel, einmal erst nach der Blutabnahme, als sie mit ihren Eltern schon wieder auf dem Heimweg war. Sie brach auf offener Straße zusammen und verletzte sich an Armen und Knien. Außerdem trat im Rahmen einer Choraufführung in der Schule eine Ohnmacht auf. Diese erfolgte nach langem Stehen.

Frau S. schildert das zentrale Symptom der Blut-Spritzen-Verletzungsphobie: die Ohnmacht. Diese tritt bei ihr nicht nur in Situationen auf, die direkt etwas mit ihrer Phobie zu tun haben, sondern auch bei langem Stehen. Dies ist – wie wir bereits erläutert haben – häufig bei den Betroffenen der Fall. Außerdem hat Frau S. negative Konsequenzen der Ohnmacht, nämlich eine Verletzung beim Fallen, erlebt. Dies ist bei ihr ein Faktor, der zur Aufrechterhaltung der Ängste beiträgt.

Beispiel (Fortsetzung):

In der Jugend gelang es Frau S. zunehmend, Blutabnahmen aus dem Weg zu gehen. Seitdem sie von zu Hause ausgezogen ist, hat sie sich nicht mehr impfen und Blutuntersuchungen nur im äußersten Notfall (z. B. im Rahmen ihrer Schwangerschaft) vornehmen lassen. Auch blutige Verletzungen im Alltag sind für Frau S. ein großes Problem. Dies betrifft eigene Wunden, aber zum Beispiel auch die ihrer Familienangehörigen. Sie berichtet, dass sie einmal ihrem Sohn, der auf eine Glasscherbe getreten war und stark blutete nicht „beistehen" konnte. Eine Nachbarin begleitete schließlich ihr Kind ins Krankenhaus in die Notfallambulanz. Frau S. schämt sich für ihre Hilflosigkeit.

Frau S. sucht professionelle Hilfe bei einem Psychotherapeuten, als ihr durch einen Arzt angeraten wird ein Verhütungsstäbchen, das ihr vor vielen Jahren unter die Haut eingesetzt wurde, entfernen zu lassen. Dies sei medizinisch notwendig, da sich bereits Verwachsungen ergeben haben. Außerdem ist Frau S. bereits in der Menopause.

In der Jugend entsteht typischerweise ein konsequentes Vermeidungsverhalten bezüglich medizinischer Untersuchungen. Dies ist ein weiterer aufrechterhaltender Faktor der Störung, da positive Erlebnisse im Sinne der Meisterung der Situation nicht gemacht werden können. Außerdem folgen aus der lang andauernden Vermeidung gesundheitliche Probleme (bei Frau S. wird ein medizinisch notwendiger Eingriff nicht vorgenommen) und auch negative emotionale Konsequenzen (Frau S. schämt sich dafür, dass sie die helfende Mutterrolle bei der Verletzung ihres Sohnes nicht wahrnehmen konnte).

Beispiel (Fortsetzung):

Frau S. stellt zusammen mit ihrem Psychotherapeuten folgende Therapieziele für sich auf. Sie möchte den medizinisch notwendigen Eingriff der Entfernung des Verhütungsstäbchens vornehmen lassen. Da sie sich vor einer Ohnmacht fürchtet, lernt Frau S. zunächst ihre individuellen körperlichen Vorboten der Ohnmacht kennen, um diesen mit Hilfe der Angewandten Anspannung entgegenzusteuern. Frau S. entscheidet sich aufgrund von Hüftproblemen, wobei es zu Schmerzen beim Überkreuzen der Beine kommt, für eine Anspannungstechnik, bei der beide Beine nebeneinander auf dem Boden stehen bleiben und die Zehenspitzen nach oben herangezogen werden. Zusätzlich spannt sie einen Arm an. Sie muss längere Zeit üben, bis die Technik gefestigt ist, und sie nicht mehr den Atem beim Anspannen anhält.

Außerdem spürt sie ihren negativen Gedanken in den Untersuchungssituationen nach, indem sie sich diese noch einmal vor ihrem inneren Auge vorstellt. Ihren negativen automatischen Gedanken: „Ich werde bestimmt ohnmächtig werden“ ersetzt sie durch „Ich kann etwas gegen meine Ohnmacht tun!“. Schließlich bereitet sie im Detail schriftlich vor, was sie dem behandelnden Arzt bei einer zunächst anstehenden Blutabnahme sagen möchte: „Ich habe sehr große Angst vor Blutabnahmen und werde dabei ohnmächtig. Deshalb werde ich währenddessen eine Anspannungstechnik durchführen, die dem Blutdruckabfall und damit der Ohnmacht entgegenwirkt.“

Frau S. geht bereits nach fünf Therapiesitzungen zur Blutabnahme, die sie erfolgreich meistert. Zwar treten in der Situation Vorboten einer Ohnmacht auf, die sie allerdings durch die Angewandte Anspannung abfangen kann. Als besonders hilfreich bewertet sie das offene Gespräch mit dem Arzt: „Es ist komisch, dass ich mich nicht schon viel früher dem Arzt mitgeteilt habe. Dadurch konnte ich die Situation für mich annehmbar gestalten.“

Frau S. hat mittlerweile einen Termin für die Entfernung des Verhütungsstäbchens vereinbart.

Anhang

Literaturempfehlungen

Gebhardt, C., Kämpfe-Hargrave, N. & Mitte, K. (2010). Die deutsche Version des Multidimensional Blood/Injury Phobia Inventory. *Zeitschrift für Klinische Psychologie und Psychotherapie, 39,* 97–106.

Schienle, A. & Leutgeb, V. (2012). *Blut-Spritzen-Verletzungsphobie* (Fortschritte der Psychotherapie). Hogrefe: Göttingen.

Sartory, G. & Wannermüller, A. (2010). *Zahnbehandlungsphobie* (Fortschritte der Psychotherapie). Hogrefe: Göttingen.

Mehrstedt, M. (2002). *Ohne Angst zum Zahnarzt. Selbsthilfe bei Ängsten vor der Zahnbehandlung*. Heidelberg: Asanger.

Wenzel, A. & Holt, C. S. (2003). Validation of the Multidimensional Blood/Injury Phobia Inventory: Evidence for a unitary construct. *Journal of Psychopathology and Behavioral Assessment, 25,* 203–211. DOI: 10.1023/A:1023529108350

Erklärung der Fachbegriffe

Angewandte Anspannung: Technik, bei der zunächst die Muskeln der Gliedmaßen für wenige Sekunden angespannt werden, um im Anschluss durch Lockerung auf ein mittleres Ausgangsniveau zurückzukehren (Grundspannung ohne jedoch zu entspannen). Im Rahmen der Blut-Spritzen-Verletzungsphobie wird durch die Anspannung der Blutdruck erhöht, was einer Ohnmacht vorbeugt.

Angewandte Entspannung: Technik, bei der zunächst die Muskeln der Gliedmaßen für wenige Sekunden angespannt werden, um im Anschluss durch maximale Lockerung einen völligen Entspannungszustand zu erzielen.

Expositionstherapie: aus dem Lateinischen; exponere = therapeutische Konfrontation/Auseinandersetzung mit der gefürchteten Situation, ohne Vermeidungs- oder Fluchtverhalten zu zeigen.

Hyperventilation: aus dem Griechischen/Lateinischen; „über“ (hyper) und „fächeln“ (ventilare); schnelle und flache Atmung (häufig in Stresssituationen), die dazu führt, dass sich Bluteigenschaften verändern (Abnahme des Kohlenstoffdioxid-Partialdruckes (CO_2), Anstieg des pH-Wertes. Dies wiederum bedingt körperliche Veränderungen wie Schwindel, Muskelzittern bis hin zu Verkrampfungen und Bewusstseinsverlust.

Orthostatische Intoleranz: Blutphobiker neigen nicht nur in Situationen, die Blutabnahmen, Verletzungen und Impfungen beinhalten zur Ohnmacht, sondern auch bei körperlichen Lageveränderungen (z. B. rasches Aufstehen, längeres Liegen, langes Stehen).

Spezifische Phobien: Eine Gruppe psychischer Störungen, bei der die übersteigerte Angst auf umschriebene Objekte und Situationen bezogen ist. Bei Kontakt mit der entsprechenden Situation kommt es zu einer sofortigen Angstreaktion; diese Situation wird deshalb in Folge gemieden. Die wichtigsten Unterformen der Spezifischen Phobien sind: Tierphobien (z. B. Angst vor Spinnen, Schlangen), situative Phobien (z. B. Angst vor dem Fliegen, engen Räumen), umweltbezogene Phobien (Angst vor Stürmen, Wasser) und Blut-Spritzen-Verletzungsphobien.

Vasovagale Synkope: Synkope = umgangssprachlich für Kreislaufkollaps; vas (lateinisch) = Gefäß bzw. von Nervus vagus (größter Nerv des Parasympathikus, der die Funktion fast aller inneren Organe regelt). Durch einen

Reflex werden die Blutgefäße erweitert, die Herzfrequenz wird verringert, wodurch es zum kurzfristigen Absinken des Blutdrucks und einem kurz andauernden Bewusstseinsverlust kommen kann. Die vasovagale Synkope ist das zentrale Symptom der Blut-Spritzen-Verletzungsphobie.

Arbeitsblätter

Arbeitsblatt: Fragebogen zur Blut-Spritzen-Verletzungsphobie[1]

1

Bitte beantworten Sie auf einer Skala von 0 (= gar nicht) bis 3 (= sehr oft) wie stark die unten stehenden Aussagen auf Sie zutreffen.

	0 gar nicht	1	2	3 sehr oft
1. Ich vermeide es, dabei zuzuschauen, wie andere Spritzen bekommen.	0	1	2	3
2. Ich bin besorgt darüber, dass ich das Blut anderer sehen könnte.	0	1	2	3
3. Ich habe Angst davor, Spritzen zu bekommen.	0	1	2	3
4. Ich vermeide es, ins Krankenhaus zu gehen.	0	1	2	3
5. Ich werde ohnmächtig, wenn ich sehe, wie andere sich verletzen.	0	1	2	3
6. Ich finde es ekelerregend, wenn ich das Blut anderer sehe.	0	1	2	3
7. Ich bin besorgt darüber, dass ich ins Krankenhaus kommen könnte.	0	1	2	3
8. Ich werde ohnmächtig, wenn ich das Blut anderer sehe.	0	1	2	3
9. Ich werde ohnmächtig, wenn ich Spritzen bekomme.	0	1	2	3
10. Ich finde es ekelerregend, wenn ich in einem Krankenhaus bin.	0	1	2	3
11. Ich habe Angst vor dem Anblick des Blutes anderer.	0	1	2	3
12. Ich bin besorgt darüber, dass ich andere im Krankenhaus besuchen müsste.	0	1	2	3
13. Ich vermeide es, das Blut anderer anzusehen.	0	1	2	3
14. Ich vermeide es, mein eigenes Blut anzuschauen.	0	1	2	3
15. Ich finde es ekelerregend, wenn ich sehe, wie andere Spritzen bekommen.	0	1	2	3
16. Ich werde ohnmächtig, wenn ich mein eigenes Blut sehe.	0	1	2	3
17. Ich habe Angst davor, ins Krankenhaus zu gehen.	0	1	2	3
18. Ich bin besorgt darüber, dass ich Spritzen bekommen könnte.	0	1	2	3
19. Ich habe Angst davor, zu sehen, wie andere Spritzen bekommen.	0	1	2	3
20. Ich werde ohnmächtig, wenn ich mich verletzt habe.	0	1	2	3

[1] © Wenzel und Holt (2003); deutsche Kurzversion des MBPI von Gebhardt et al. (2010). Abdruck erfolgt mit Genehmigung der Autoren.

Arbeitsblatt: Fortsetzung

1

Auswertung des Fragebogens

Der Fragebogen erfasst die Angst vor Spritzen, Blut, Ohnmacht und Krankenhausbesuchen. Sie können für jeden Bereich (Skala) einen Punktwert berechnen, den Sie dann mit Werten vergleichen, die von Phobikern bzw. Menschen ohne Phobie-Neigung erzielt wurden (vgl. untenstehende Tabelle). Gehen Sie folgendermaßen vor: Addieren Sie die Werte der jeweiligen Fragen:

Skala 1 (Spritzen): 1 + 3 + 15 + 18 + 19 = ______ (Summenwert)

Skala 2 (Blut): 2 + 6 + 11 + 13 + 14 = ______ (Summenwert)

Skala 3 (Ohnmacht): 5 + 8 + 9 + 16 + 20 = ______ (Summenwert)

Skala 4 (Krankenhaus): 4 + 7 + 10 + 12 + 17 = ______ (Summenwert)

Vergleichen Sie dann Ihre Summenwerte mit den in der Tabelle aufgeführten Werten. Liegt Ihr Summenwert für die jeweilige Skala deutlich über dem der nicht ängstlichen Gruppe (Menschen ohne Phobie-Neigung) bzw. ist er näher an den Werten der Gruppe der Phobiker, so ist dies ein Hinweis auf das Vorliegen einer klinisch relevanten Störung. Allerdings kann nie nur mit Hilfe eines Fragebogens eine Diagnose gestellt werden!

Skala	Durchschnittliche Werte für	
	Phobiker	Menschen ohne Phobie-Neigung
Spritzen	13.3	6.3
Blut	12.0	4.3
Ohnmacht	5.1	1.3
Krankenhaus	12.5	5.2

Arbeitsblatt: Erforschung eigener Symptome 2

Ich vermeide folgende Situationen:

Diese automatischen Gedanken gehen mir in den entsprechenden Situationen durch den Kopf:

Meine Körperreaktionen während der gefürchteten Situation:

Diese Punkte möchte ich mit meinem Arzt besprechen:

Dieser Satz hilft mir in der Angstsituation:

Darauf konzentriere ich mich in der Angstsituation:

Mein Ruhebild:

Arbeitsblatt: Ohnmachtssymptomatik

3

Welche der folgenden Körperempfindungen haben Sie schon einmal erlebt, als Sie (beinahe) ohnmächtig wurden? Kreuzen Sie die Körperempfindungen an.

- ☐ Blässe
- ☐ Herzklopfen
- ☐ Herzstolpern, Herzflattern
- ☐ Verschwommenes Sehen
- ☐ Eingeschränktes Sichtfeld
- ☐ Schwarzwerden vor Augen
- ☐ Übelkeit
- ☐ „Komisches Gefühl im Bauch“
- ☐ „Kloß im Hals“
- ☐ Schnellere Atmung
- ☐ Schwindel
- ☐ Benommenheit
- ☐ Schwitzen
- ☐ Gähnen
- ☐ Schwächegefühl
- ☐ Zunahme der Muskelspannung
- ☐ Abnahme der Muskelspannung
- ☐ „Weiche Knie“
- ☐ Ohrgeräusche
- ☐ Schlechteres Hörvermögen („Watte in den Ohren“)
- ☐ Kribbeln
- ☐ Kältegefühl auf der Haut
- ☐ Sonstiges

____

____

Arbeitsblatt: Anleitung für die Angewandte Anspannung

4

Setzen Sie sich bequem auf einen Stuhl. Verschränken Sie die Beine und heben Sie diese leicht vom Boden ab. Dies gelingt besonders gut, wenn Sie im vorderen Drittel des Stuhls sitzen. Spannen Sie nun Oberschenkel und Gesäß an. Spüren Sie die Anspannung im gesamten Rumpf und im Unterkörper, wobei Sie nicht über Ihre persönliche Schmerzschwelle hinaus anspannen sollten (Die Anspannung soll nicht wehtun).

Versuchen Sie den Arm für die Blutabnahme ruhig zu halten. Ziehen Sie den anderen Arm zum Körper heran, schließen Sie die Hand zur Faust und spannen Sie den gesamten Arm und den Rest des Körpers für ca. 20 Sekunden an. Alternativ können Sie den Arm auch rhythmisch beugen und strecken, um die Anspannung aufzubauen bzw. zu lösen.

Achten Sie während der Übung auf Ihre Atmung. Atmen Sie beim Anspannen tief durch die Nase ein. Achten Sie darauf zuerst den Bauch, dann den Brustraum mit Luft zu füllen. Atmen Sie dann – nach einer kurzen Pause – langsam wieder aus. Sie sollten darauf achten, länger aus- als einzuatmen. Um dies zu kontrollieren, können Sie auch mitzählen, z. B. beim Einatmen von eins bis drei, beim Atem anhalten vier und beim Ausatmen von fünf bis acht. Während der Anspannung bitte nie über längere Zeit die Luft anhalten.

Lösen Sie nach ca. 20 Sekunden wieder die Anspannung bis Sie wieder Ihren persönlichen Ausgangszustand erreicht haben (ohne sich zu entspannen). Machen Sie eine kurze Pause von ca. 20 Sekunden und beginnen Sie dann die Übung erneut.

Arbeitsblatt: Angsthierarchie

5

Diese Übungen möchte ich durchführen (z. B. eine Vorsorgeuntersuchung machen, Blut spenden):

1. ______________________________

2. ______________________________

3. ______________________________

4. ______________________________

5. ______________________________

6. ______________________________

7. ______________________________

8. ______________________________

9. ______________________________

10. ______________________________

Arbeitsblatt: Anleitung für die Progressive Muskelrelaxation

6

Setzen Sie sich bequem hin und lockern Sie Ihre Schultern. Rücken Sie sich solange zurecht, bis Sie wirklich bequem sitzen. Eine für Entspannungsübungen bewährte Körperhaltung sehen Sie auf diesem Bild:

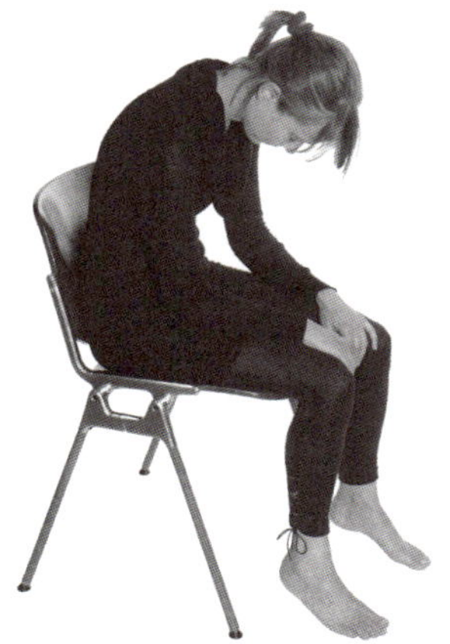

Legen Sie alle störenden Kleiderstücke oder Gegenstände ab (z. B. die Uhr, den Gürtel etc.). Schließen Sie die Augen und konzentrieren Sie sich auf die Übungen. Wenn Ihnen Gedanken durch den Kopf gehen, dann lassen Sie diese ziehen wie Wolken. Das Entspannen der Muskelpartie soll etwa dreimal so lang dauern, wie das Anspannen. Spannen Sie die Muskelpartien nur soweit an, dass Sie die Spannung gut spüren, nicht aber so weit, dass sie Ihnen Schmerzen verursacht. Achten Sie während der Übungen darauf, dass Sie gleich und regelmäßig atmen, auch während der Anspannung.

Konzentrieren Sie sich nun auf Ihre Arme

Anspannung: Ballen Sie beide Hände zu einer Faust. Winkeln Sie die Ellenbogen ab und ziehen Sie die Hände an die Schultern heran. Spannen Sie nun die Oberarmmuskeln an. Spüren Sie die Anspannung in den Händen bis hinauf in die Unterarme und Oberarme ziehen. Halten Sie die Spannung.

Entspannung: Öffnen Sie die Hände wieder und spüren Sie den Unterschied zwischen An- und Entspannung. Strecken Sie die Finger und lassen Sie die Entspannung durch die Oberarme in die Unterarme bis hinab bis in die Fingerspitzen fließen. Lassen Sie Ihre Hände nun ganz locker liegen. Konzentrieren Sie sich auf die Muskeln, die immer lockerer werden.

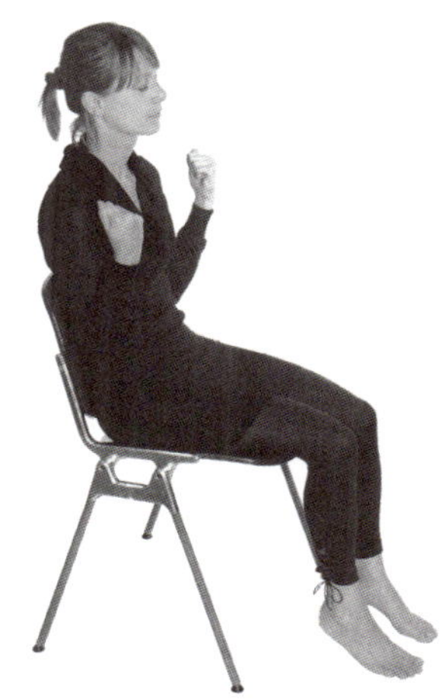

Arbeitsblatt: Fortsetzung

6

Richten Sie Ihre Aufmerksamkeit jetzt auf Ihr Gesicht

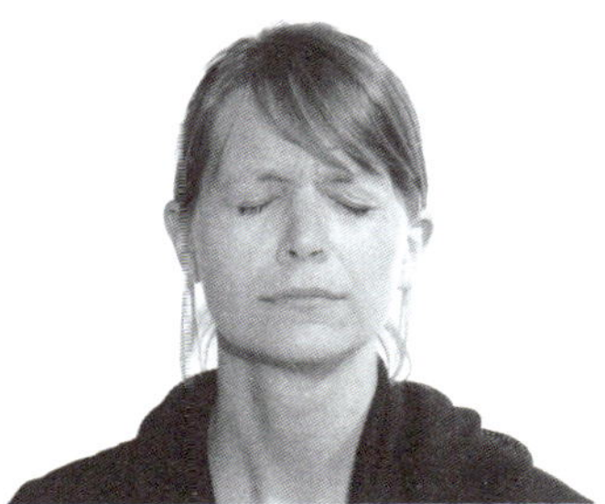

Anspannung: Kneifen Sie die Augen zusammen und rümpfen Sie die Nase. Achten Sie auf die Spannung, die sich bis in die Wangen zieht. Halten Sie diese kurz.

Entspannung: Lassen Sie nun die Augenpartie und die Nase wieder ganz locker werden. Fühlen Sie die angenehme Entspannung.

Anspannung: Heben Sie jetzt die Augenbrauen und runzeln Sie die Stirn. Spüren Sie den Zug in den Schläfen.

Entspannung: Lockern Sie die Stirn und spüren Sie, wie sich die Falten angenehm glätten. Fühlen Sie, dass Ihre Stirn ganz locker ist.

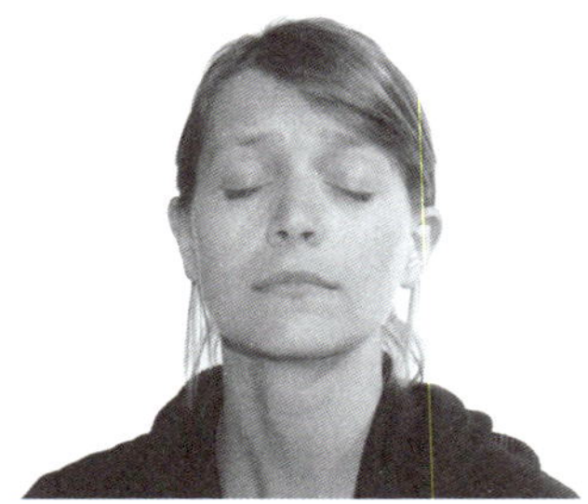

Anspannung: Beißen Sie nun fest mit den Zähnen aufeinander und drücken Sie die Zunge nach oben gegen den Gaumen. Spüren Sie die Anspannung, die sich bis in den Hals zieht.

Entspannung: Lassen Sie nun das Kiefer wieder locker. Spüren Sie, wie die Anspannung loslässt. Ihr gesamter Mundbereich, die Augen und die Stirn sind nun locker und entspannt. Genießen Sie das Gefühl der Entspannung.

Arbeitsblatt: Fortsetzung **6**

Fühlen Sie nun Ihre Nacken- und Halsregion

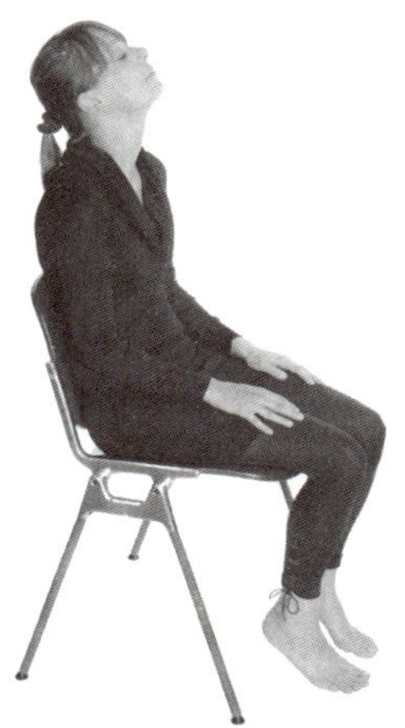

Anspannung: Legen Sie Ihren Kopf in den Nacken zurück und spüren Sie die Spannung im Nacken und im Hals. Halten Sie die Spannung.

Entspannung: Richten Sie den Kopf jetzt wieder auf und lassen Sie den Nacken locker werden. Spüren Sie den Unterschied zwischen An- und Entspannung.

Anspannung: Neigen Sie jetzt den Kopf nach vorne und fühlen Sie die Spannung im Nacken, die bis in den Rücken zieht.

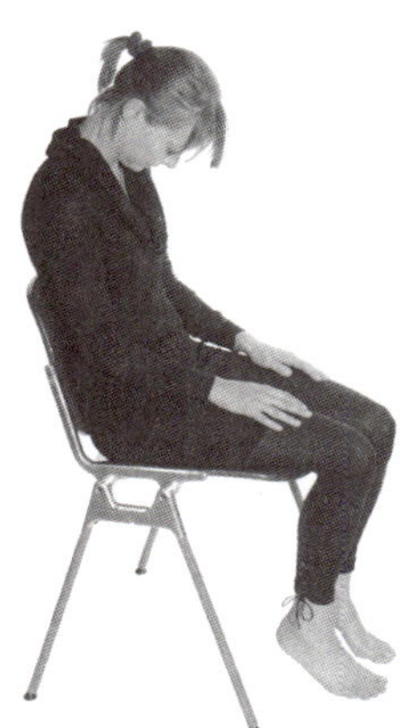

Entspannung: Jetzt richten Sie den Kopf wieder auf und spüren Sie, wie Nacken und Hals ganz locker werden. Fühlen Sie, wie die Entspannung immer tiefer wird.

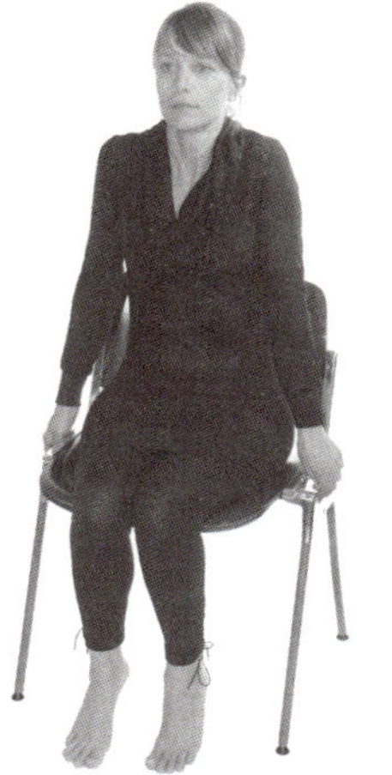

Achten Sie jetzt auf Ihre Schultern und den Rücken

Anspannung: Ziehen Sie die Schultern nach oben und halten Sie die Anspannung.

Entspannung: Lassen Sie die Schultern wieder sinken und spüren Sie wie sich die Muskulatur entspannt.

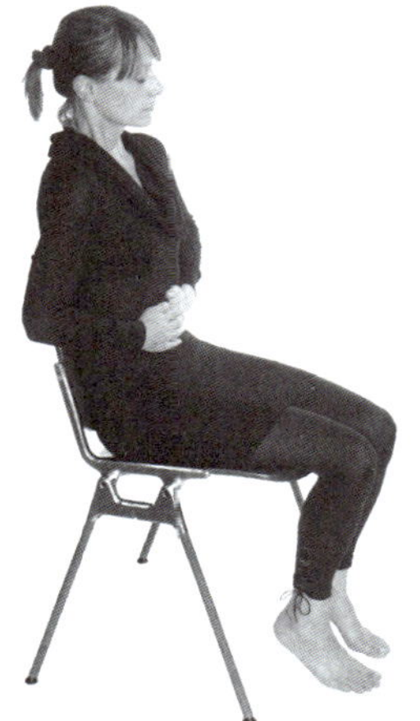

Als nächstes fühlen Sie jetzt Ihren Bauch

Anspannung: Ziehen Sie Ihren Bauch nach innen, so dass sich die Muskeln anspannen. Atmen Sie ruhig weiter und halten Sie die Spannung.

Entspannung: Entspannen Sie nun die Bauchmuskeln und lassen Sie die gesamte Bauchregion locker.

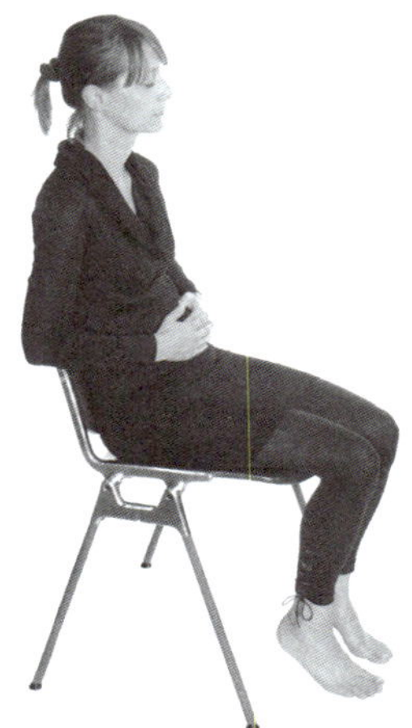

Anspannung: Drücken Sie jetzt Ihren Bauch nach außen und halten Sie die Spannung.

Entspannung: Entspannen Sie nun die Bauchmuskeln und lassen Sie die gesamte Bauchregion locker. Spüren Sie den angenehmen Wechsel zu einer tiefen Entspannung.

Spüren Sie jetzt Ihr Gesäß

Anspannung: Spannen Sie Ihre Gesäßmuskulatur an und halten Sie diese Anspannung.

Entspannung: Lassen Sie die Spannung nun wieder los und spüren Sie, wie Ihr Gesäß entspannt und locker auf dem Untergrund aufliegt.

Arbeitsblatt: Fortsetzung

6

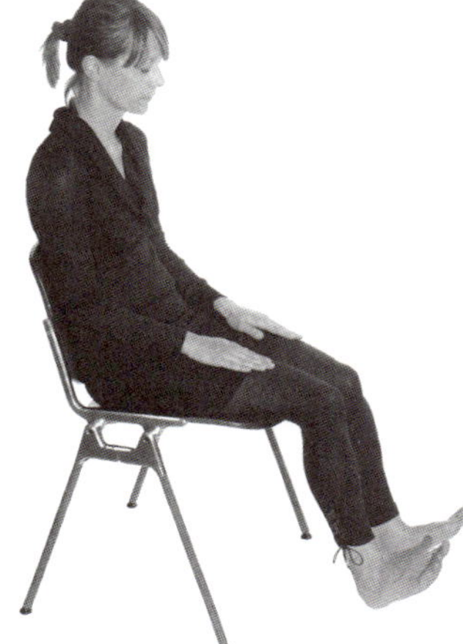

Zum Abschluss konzentrieren Sie sich auf Ihre Beine

Anspannung: Drücken Sie die Fersen fest auf den Boden und ziehen Sie die Zehenspitzen nach oben. Spüren Sie die Spannung in der Wade. Halten Sie diese.

Entspannung: Lassen Sie nun wieder locker und spüren Sie wie die Spannung nachlässt. Spüren Sie den Unterschied zwischen An- und Entspannung.

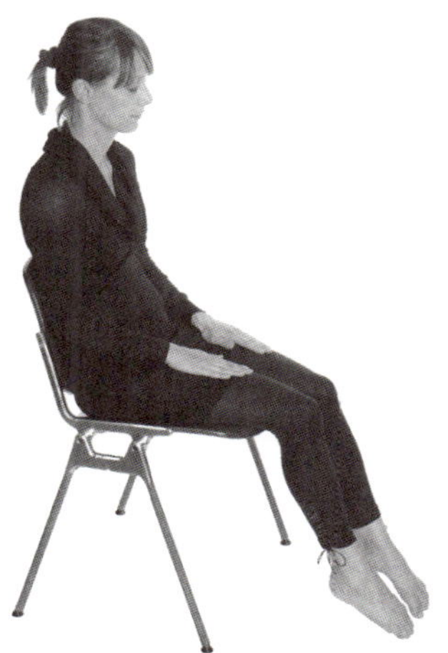

Anspannung: Biegen Sie jetzt die Zehenspitzen nach unten und spüren Sie die Spannung in den Schienbeinen bis hinauf in die Knie. Halten Sie die Spannung.

Entspannung: Lassen Sie nun wieder locker und stellen Sie die Füße entspannt auf den Boden. Spüren Sie, wie sich die Oberschenkel entspannt anfühlen, und sich die Lösung der Spannung auch durch die Ober- und Unterschenkel bis in die Füße und Zehenspitzen ausbreitet.

Beenden der Entspannung

Kommen Sie mit Ihrer Aufmerksamkeit jetzt langsam wieder in den Raum zurück. Bewegen Sie die Arme und Beine, strecken Sie sich, drehen Sie den Kopf und kreisen Sie die Schultern. Öffnen Sie nun Ihre Augen.